LES 50 OUTILS INDISPENSABLES DE L'INFIRMIER

2e édition

Blandine DIJOUX
Infirmière diplômée en 2015,
travaille au Centre Hospitalier National d'Ophtalmologie
des Quinze-Vingt à Paris.

Hélène DIOT
Infirmière diplômée en 2015,
travaille aux Urgences Médico-Judiciaires
de l'Hôtel-Dieu à Paris.

Vuibert

Nous prions Madame PIERRE-POULET, agissant en qualité de Directrice de l'IFSI-IFAS Tenon-APHP (Paris 20e), de trouver ici l'expression de notre profonde reconnaissance pour sa précieuse collaboration.

Nous remercions aussi plus intimement Laurence DUCOURT et Monique MAUDRY-COGNAUT pour leurs conseils, leur patience et leur disponibilité tout au long de la réalisation de ce projet.

Maquette intérieure : Facompo

Adaptation de la maquette et mise en pages : Patrick Leleux PAO

Couverture : Primo & Primo

Illustrations : Anne-Christel Rolling et Softwin

ISBN : 978-2-311-66032-6

Sommaire

Partie 6 : Santé publique et économie de la santé

Partie 7 : Gestion des risques

Partie 8 : Soins d'urgence

Partie 9 : Prise en charge sociale

Partie 10 : Qualité des soins

PARTIE 1

Normes et scores

OUTIL 1

Mesure du taux de sucre : tableau de correspondance et formule

La glycémie capillaire permet de contrôler le taux de sucre d'un patient qui présente un diabète sous insuline ou un diabète traité sous anti-diabétique oral et de s'orienter vers une prise en charge adaptée face à une hypoglycémie ou face à une hyperglycémie. Cela permet aussi de découvrir un diabète ou d'orienter le médecin sur un diagnostic suite à un malaise par exemple.

1. Normes

La norme du taux de sucre dans le sang est comprise entre 0,80 et 1,20 g/L ou entre 4,5 et 6,5 mmol/L.

mmol/L	g/L	mmol/L	g/L	mmol/L	g/L
0.5	0.09	13	2.34	25.5	4.59
1	0.18	13.5	2.43	26	4.68
1.5	0.27	14	2.52	26.5	4.77
2	0.36	14.5	2.61	27	4.86
2.5	0.45	15	2.70	27.5	4.95
3	0.54	15.5	2.79	28	5.04
3.5	0.63	16	2.88	28.5	5.13
4	0.72	16.5	2.97	29	5.22
4.5	0.81	17	3.06	29.5	5.31
5	0.90	17.5	3.15	30	5.40
5.5	0.99	18	3.24		
6	1.08	18.5	3.33		
6.5	1.17	19	3.42		
7	1.26	19.5	3.51		
7.5	1.35	20	3.60		
8	1.44	20.5	3.69		
8.5	1.53	21	3.78		
9	1.62	21.5	3.87		
9.5	1.71	22	3.96		
10	1.80	22.5	4.05		
10.5	1.89	23	4.14		
11	1.98	23.5	4.23		
11.5	2.07	24	4.32		
12	2.16	24.5	4.41		
12.5	2.25	25	4.50		

2. Formules

Connaître les formules de conversion vous permet de savoir comment on passe des g / L aux mmol / L et inversement.

La conversion des grammes par litre en millimole par litres est obtenue en multipliant les grammes par litre par 5,5 :

$$g / L \times 5,5 = mmol / L$$

La conversion des millimoles en gramme par litre est obtenue en multipliant les millimoles par litre par 0,18 :

$$mmol / L \times 0,18 = g / L$$

3. Normes de la cétonémie

Connaître les normes de la cétonémie renseigne sur l'état d'urgence lors d'une prise en charge d'un patient qui présente une hyperglycémie.

La cétose est le résultat d'une accumulation de corps cétonique produit lors de la dégradation des graisses. Elle est retrouvée quand l'organisme brûle une majorité de graisse au lieu de brûler du glucose.

Le corps utilise comme source d'énergie les graisses au lieu du glucose.

Attention à la cétose de jeûne.

Cétonémie	Que faire ?
0 – 0,6 mmol/L	Rien à faire.
0,6 – 1,5 mmol/L	Servir le repas diabétique, suivant la prescription médicale, faire l'injection d'insuline rapide sur la base du schéma personnel puis recontrôler la glycémie capillaire dans les 2 h suivantes.
1,5 – 3 mmol/L	Suivant la prescription médicale, réaliser une gazométrie artérielle qui nous orientera sur l'acido-acétonémie du patient + vérifier l'état de conscience et l'absence de vomissements du patient + veiller à ce qu'il ne fasse pas d'efforts physiques et, selon la prescription médicale, administrer de l'insuline rapide supplémentaire.
> 3 mmol/L	Un traitement d'urgence est indispensable.

OUTIL

2 Score de Glasgow

Dit aussi échelle de Glasgow, le score de Glasgow est un indicateur qui aide à évaluer l'état de conscience d'un patient. L'infirmier(ère) l'utilise pour évaluer les traumatismes crâniens mais aussi pour suivre l'évolution de l'état de conscience du patient.

C'est un score allant de 3 (coma profond) à 15 (personne parfaitement consciente) et qui s'évalue sur trois critères : ouverture des yeux, réponse verbale, réponse motrice.

Chaque critère reçoit une note. Le score est la somme de ces trois notes.

1. Chez l'enfant

Ouverture des yeux	Nulle	1
	À la douleur	2
	Au bruit	3
	Spontanée	4
Réponse verbale (- 5 ans)	Nulle	1
	Grognements à la douleur	2
	Cris, pleurs à la douleur	3
	Enfant irritable, pleurs continuels	4
	Normale de type lallation, gazouillis	5
Réponse motrice	Nulle	1
	Rigidité décérébrée	2
	Rigidité de décortication	3
	Évitement à la douleur	4
	Évitement au toucher	5
	Spontanée	6

2. Chez l'adulte

Ouverture des yeux	Nulle	1
	À la douleur	2
	Au bruit	3
	Spontanée	4
Réponse verbale	Nulle	1
	Incompréhensible	2
	Inappropriée	3
	Confuse	4
	Orientée	5
Réponse motrice	Nulle	1
	Extension / décérébration	2
	Flexion / décortication	3
	Évitement	4
	Orientée	5
	À la parole	6

OUTIL

3 Normes biologiques

Connaître les normes biologiques vous permet de vous y référer à chaque fois que vous recevez des résultats qui font suite à un prélèvement sanguin. Elles permettent également de déceler une anomalie, d'avertir le médecin et d'adapter la prise en charge à venir.

Fonction	Normes		
Coagulation	**TP, Taux de prothrombine**	80 à 100 %	
	International Normalized Ratio (INR)	Entre 0,8 et 1,20 chez les patients qui ne prennent pas de traitement anticoagulant	
	Temps de céphaline activé	< 1,20	
	Temps de saignement (TS)	2 à 6 minutes	
	Fibrinogène	2 à 4 g/L	
	D-Dimères seules	500 mg/L	
	Héparinémie anti-Xa	– Entre 0,5 et 1 UI/mL au cours d'un traitement efficace – Entre 0,2 à 0,3 UI/mL lors d'un traitement préventif.	
Bilan lipidique normal = patient sans facteur de risque[1]	**Cholestérol total**	4,10 à 6,20 mmol/L	1,60 à 2,40 g/L
	LDL Cholestérol	< 4,1 mmol/L	< 1,6 g/L
	HDL Cholestérol	> 1,0 mmol/L	> 0,4 g/L
	Triglycérides	Homme : 0,50 à 2 mmol/L Femme : 0,40 à 1,6 mmol/L	Homme : 0,44 à 1,75 g/L Femme : 0,35 à 1,4 g/L

1. On entend par facteur de risque : l'âge et le sexe (homme de 50 ans ou +/femme de 60 ans ou +) ; l'hypertension artérielle permanente traitée ou non ; des antécédents familiaux de maladies coronaires précoces ; la consommation de tabac (en cours ou arrêté depuis moins de 3 ans) ; l'existence d'un diabète de type 2 traité ou pas ; le taux d'HDL cholestérol quel que soit le sexe.

Fonction	Normes	
Fonction cardiaque	**CPK (ou ck) total**	10 à 18 UI/L
	Troponine	< à 0,6 µg/L
	LDH, Lactate déshydrogénase	160 à 500 UI/L
	BNP (Peptide natriurétique de type B)	> 400 pg/mL pour un patient > 75 ans et pour un patient < 75 ans : 100 pg/mL
Fonction hépatique	**ASAT**	2 à 60 UI/L
	ALAT	2 à 60 UI/L
	Phosphate alcalines	30 à 120 UI/L
	Gamma GT	< 30 UI/L
	Bilirubine	< 17 µmol/l
Fonction pancréatique	**Amylase**	1 à 100 UI/L
	Lipase	5,6 à 51,3 UI/L
	Insuline	36 à 110 pmol/L soit 5 à 15 mu/L
Fonction rénale	**Urée**	3 à 7 mmol/L
	Créatinine	40 à 120 mmol/L
	Filtration glomérulaire moyen	> 60 mL/min/1,73 m^2
	Clairance de la créatinine	95 à 135 mL/min/1,73 m^2
	Ionogramme urinaire	– ph : 4,6 à 8 – Corps cétonique : aucun – Glucose : aucun – Sodium : 200 à 250 mmol/24 h – Potassium : 40 à 60 mmol/24 h – Chlorures : 250 à 300 mmol/24 h – Protéines : inférieur à 0,10 g/L – Urée : 330 à 660 mmol/24 h – Créatinine : 10 à 20 mmol/24 h – Calcium : 2,5 à 7, 5 mmol/24 h – Phosphore : 20 à 40 mmol/24 h – Acide urique : 1,5 à 4,5 mmol/24 h – Magnésium : 4,1 à 8,2 mmol/24 h – Protéinurie des 24 h : 1 à 25 mg/24 h

Fonction	Normes	
Fonction respiratoire	**Gaz du sang artériel**	– pH : 7,38 – 7,42 – $paCO_2$: 40 - 45 mmHg – paO_2 : 75 – 90 mmHg – HCO_3^- : 22 et 26 mmol/L – CO_2 total : 25-28 mmol/L – Saturation en O_2 : 95 à 100 % – Hémoglobine totale : 12 à 16 g/100 mL
	Gaz du sang veineux	– Lactates : 0,3 à 0,8 mmol/L – pH : 7,35 – 7,39 – $paCO_2$: 46 – 48 mmHg – paO_2 : 38 - 41 mmHg – CO_2 total : 25 – 28 mmol/L – Saturation en oxygène : < 75 % – Lactates : 0,3 à 1,3 mmol/L
Fonction surrénalienne	**Œstradiol**	• Homme : < 95 ng/L • Femme en activité génitale : – phase folliculaire 20-220 ng/L – pic préovulatoire 100-420 ng/L
	Œstradiol	• Homme : < 95 ng/L • Femme en activité génitale : – phase folliculaire 20-220 ng/L – pic préovulatoire 100-420 ng/L – phase lutéale 22-260 ng/L – femme ménopausée : < 95 ng/L
	Progestérone	• Homme 0,40 - 2 mmol/L • Femme en activité génitale : – phase folliculaire : 0,70 – 6,70 mmol/L – pic préovulatoire : 2,10 – 13,30 mmol/L – phase lutéale : 21-91 mmol/L – femme ménopausée : 0,70 – 1,82 mmol/L
	LH (hormone lutéinisante)	• Homme : 1 - 8,5 UI/L • Femme en activité génitale : – phase folliculaire : 2 - 11 UI/L – phase ovulatoire : 16 - 65 UI/L – phase lutéale : 1-12 UI/L – femme ménopausée : 18-65 UI/L

Fonction	Normes	
Fonction surrénalienne	**FSH (hormone folliculo-stimulante)**	• Homme : 1-10 UI/L • Femme en activité génitale : – phase folliculaire : 2-13 UI/L – pic ovulatoire : 6-25 UI/L – phase lutéale : 1-12 UI/L – femme ménopausée : 25-145 UI/L
	Prolactine	• Homme : 2-13 µg/L • Femme : 2-19 µg/L • Femme après ménopause : 2-12 µg/L
	Testostérone	• Homme : – de 1 à 9 ans : < 0,70 mmol/L – adulte : 1,70 - 28 mmol/L • Femme : – de 1 à 9 ans : < 0,40 mmol/L – adulte : < 3,10 mmol/L
	Bêta-HCG	< 5 UI/L
Fonction thyroïdienne	**Thyrotropine (TSH)**	0,2 à 4 mUI/L
	Triiodothyronine (T3)	1 à 3 nmol/L
	Thyroxine (T4)	60 à 150 nmol/L
	Autres dosages	– Iodémie – Iodurie – Calcitonine – Thyroglobuline (TG) – Anticorps antirécepteurs de la TSH (TRAB ou TRAK) – Anticorps antiperoxydase (anti-TPO) – Anticorps antithyroglobuline
Glycémie	**Hémoglobine glyquée**	4 à 6 % de l'hémoglobine totale
	Glycémie sanguin	3, 3 et 5,5 mmol/L ou 0,80 et 1,20 g/L
	Cétonémie > 2 associée à une hyperglycémie	> 2,5 g/L

Fonction	Normes	
Grossesse	**Absence de grossesse**	< 10 UI
	1re semaine	10 à 180 UI/L
	2e semaine	20 à 6 000 UI/L
	3e semaine	500 à 15 000 UI/L
	4e semaine	24 000 à 70 000 UI/L
	6e semaine	30 000 à 200 000 UI/L
	8e semaine	10 000 à 110 000 UI/L
Ionogramme sanguin	**Sodium, natrémie**	137 à 143 mmol/L
	Potassium, kaliémie	3,5 à 4,5 mmol/L
	Ions bicarbonates	23 à 27 mmol/L
	Chlore, chlorémie	95 à 105 mmol/L
	Calcium, calcémie	2,30 à 2,50 mmol/L
	Magnésium, magnésémie	0,70 à 0,90 mmol/L
	Phosphore, phosphorémie	0,8 à 1,30 mmol/L
	Protéines, protéinémie	65 à 81 g/L
Marqueurs de l'infection	**CRP**	< 6 mg/ L
	Leucocytes	4 à 10 × 10^9/L
	Vitesse de sédimentation	< 7 min la première heure et < 20 min la deuxième heure
	Procalcitonine	Indicateur de risque pour la sepsis bactérien
	Albumine	40 g/L
	Haptoglobine	0,26 – 1,85 g/L
	Polynucléaires neutrophiles	1,70 à 7 × 10^9 g/L
	Polynucléaires éosinophiles	0,05 à 0,5 × 10^9g/L
	Polynucléaires basophiles	0 à 0,2 × 10^9 g/L

Fonction	Normes	
Marqueurs de l'infection	**Lymphocytes**	1,50 à 4×10^9g/L
	Monocytes	0,10 à $1{,}20 \times 10^9$g/L
	Lymphocytes T CD4	Entre 700 et 1 100 cellules/mm^3
	Lymphocytes T CD8	Entre 500 et 900 cellules/mm^3
Numération formule sanguine	**Hématies**	• Hommes : 4,0 à $6{,}2 \times 10^{12}$/L • Femmes : 4,0 à $5{,}2 \times 10^{12}$/L
	Hémoglobine	• Hommes : 13 à 18 g/dL • Femmes : 12 à 16 g/dL
	Plaquettes	150 000 à 450 000/mm^3
	Leucocytes	4 à 10×10^9/L
	Hématocrite	• Hommes : 40 à 50 % • Femmes : 35 à 47 %
Valeurs attendues du LDL Cholestérol dans le cadre d'objectif thérapeutique	**En présence d'un seul facteur de risque**	< 4,9 mmol/L ou < 1,90 g/L
	En présence de 2 facteurs de risque	< 4,1 mmol/L ou < 1,60 g/L
	En présence de plus de 2 facteurs de risque	< 3,4 mmol/L ou < 1,30 g/L
	En cas d'antécédent cardiovasculaire	< 2,6 mmol/L ou < 1,00 g/L

OUTIL 4

Score de Cushman

Le score de Cushman permet d'évaluer l'état de manque d'un patient alcoolique chronique dans le cas d'un sevrage non programmé, afin d'éviter des troubles tels qu'un syndrome confusionnel (*delirium tremens*), des hallucinations et des convulsions.
Renseigner ce score permet de prendre en charge le patient en calmant l'état d'agitation et en évitant toute complication neurologique qui s'avèrerait irréversible.

1. Score

Score	0	1	2	3
Fréquence cardiaque	< 80 battements par minute	Entre 80 et 100 battements par minute	Entre 100 et 120 battements par minute	> 120 battements par minute
Pression artérielle				
Pour les 18-30 ans	< 125 mmHg	Entre 126 et 135 mmHg	Entre 136 et 145 mmHg	> 145 mmHg
Pour les 31-50 ans	< 135 mmHg	Entre 136 et 145 mmHg	Entre 146 et 155 mmHg	> 155 mmHg
Pour les + 50 ans	< 145 mmHg	Entre 146 et 155 mmHg	Entre 156 et 165 mmHg	> 165 mmHg
Fréquence respiratoire	< 16 mouvements par minute	Entre 16 et 25 mouvements par minute	Entre 26 et 35 mouvements par minute	> 35 mouvements par minute

Score	0	1	2	3
Tremble-ments	Aucun	Localisés au niveau des mains	Localisés au niveau des membres supérieurs	Généralisés
Sueurs	Aucune	Localisées au niveau des paumes des mains	Localisées au niveau des paumes des mains et du front	Généralisées
Agitation	Aucune	Discrète	Généralisée et contrôlable	Généralisée et incontrôlable
Trouble sensoriel	Aucun	Phonophobie Photophobie	Hallucinations visuelles et/ou auditives décrites par le patient	Hallucinations visuelles et/ou auditives non contrôlées par le patient

2. Résultats

Total inférieur à 7 → pas de traitement par benzodiazépine, sevrage contrôlé.

Total entre 7 et 14 → traitement par benzodiazépine, toutes les 4 h 00, sevrage modéré.

Total supérieur à 14 → traitement par benzodiazépine, toutes les 3 h 00, sevrage sévère.

OUTIL

5 Score pédiatrique traumatique

Lors de l'accueil d'un enfant aux urgences, l'infirmier(ère) renseigne le score pédiatrique traumatique qui lui permettra de définir l'urgence. Dans le cas de suspicion de maltraitance, l'infirmier(ère) est dans l'obligation de signaler ses doutes au médecin afin de protéger l'enfant. L'hospitalisation de l'enfant devra confirmer ou infirmer les doutes et permettra de mettre en place les démarches sociales et judiciaires adaptées.

La prise en charge d'un enfant aux urgences va dépendre du score pédiatrique traumatique, ou *Pediatric Trauma Score*. Le traumatisme d'un enfant dépend du lieu, du moment et des circonstances de l'accident : Qui ? Où ? Quand ? Comment ?

Ce score peut être compris entre - 6 et 12. Plus le score est bas (-6), plus le traumatisme de l'enfant relève de l'urgence.

Score	+ 2	+ 1	- 1
Poids (kg)	> 20	Entre 10 et 20	< 20
Liberté des voies aériennes	Normale	Maintenue	Non maintenue
PA systolique (mmHg)	> 90	Entre 50 et 90	< 90
État neurologique	Réveillé	Obnubilé	Comateux
Plaie	0	Minime	Majeure
Fracture	0	Fermée	Ouverte

Ce score permet également d'évoquer le diagnostic de maltraitance *(voir outil 39)*.

OUTIL

6 Valeurs des paramètres vitaux pour les enfants et les adultes

La connaissance des normes des paramètres vitaux est un élément essentiel pour prendre en charge un patient. Elles renseignent sur l'état du patient à un moment précis et permettent d'avoir des valeurs de référence par la suite si besoin. Elles facilitent la détection d'anomalies et les actions à mettre en place en situation d'urgence.

N.B. : Les valeurs données ci-dessous n'ont de sens que dans un contexte donné. Il s'agit de moyennes.

1. Enfants

▶ *Fréquence cardiaque exprimée en battements par minute*

La fréquence cardiaque se prend soit de façon automatique avec un appareil, soit de façon manuelle : pour cela, on place nos deux doigts sur l'artère radiale au niveau du poignet et on compte le nombre de battements pendant une minute.

Âge	Moyenne	Intervalles
Nouveau-né	120	Entre 70 et 170
1 à 11 mois	120	Entre 80 et 160
2 ans	110	Entre 80 et 130
4 ans	100	Entre 80 et 120
6 ans	100	Entre 75 et 115
8 ans	90	Entre 70 et 110
10 ans	90	Entre 70 et 110
12 ans	Filles : 90 Garçons : 85	Entre 70 et 110 Entre 65 et 105
14 ans	Filles : 85 Garçons : 80	Entre 65 et 105 Entre 60 et 100
16 ans	Filles : 80 Garçons : 75	Entre 60 et 100 Entre 55 et 95
18 ans	Filles : 75 Garçons : 70	Entre 55 et 95 Entre 50 et 90

▶ *Fréquence respiratoire exprimée en mouvements par minute*

La fréquence respiratoire se prend soit de façon automatique avec un appareil, soit de façon manuelle. C'est le nombre de mouvements de la cage thoracique pendant une minute.

Âge	Normes
Nouveau-né	35
1-11 mois	30
2 ans	25
4 ans	23
6 ans	21
8 ans	20
10 ans	19
12 ans	19
14 ans	18
16 ans	17
18 ans	Entre 16 et 18

▶ *Pression artérielle exprimée en millimètre de mercure ou mmHg*

La pression artérielle se mesure soit automatiquement avec un appareil, soit manuellement à l'aide d'un brassard à tension et d'un stéthoscope.

On positionne un brassard au pli du coude du patient, on met le rond du stéthoscope sur l'artère brachiale.

On gonfle le brassard avec la poire prévue à cet effet jusque 200 mmHg.

Ensuite, on écoute dans le stéthoscope tout en dévissant la valve de la poire.

Dès que le pouls devient audible, on note la pression systolique tout en continuant à dégonfler la valve : on va entendre une seconde valeur qui correspond à la valeur diastolique.

La mesure de la pression artérielle correspond à ces deux valeurs et s'exprime en millimètres de mercure mmHg.

Âge	Systolique	Diastolique
Prématuré de 750 g	44	24
Prématuré de 1 000 g	49	26
Nouveau-né à terme	60	35
3-10 jours	Entre 70 et 75	-
6 mois	95	-
4 ans	98	57
6 ans	110	60
8 ans	112	60
12 ans	115	65
16 ans	120	65

2. Adultes

Paramètres		Valeurs normales
Pression artérielle	**Systolique**	< 140/90 mmHg
	Diastolique	> 90/60 mmHg
Fréquence cardiaque	**Bradycardie**	< 60 battements par minute
	Normale	Entre 60 et 80 battements par minute
	Tachycardie	> 100 battements par minute
Saturation en oxygène		Entre 95 % et 100 % en air ambiant
Température	**Fièvre**	> 37,9 °C
	Normale	Entre 36,1 °C et 37,8 °C
	Hypothermie	< 36 °C
Fréquence respiratoire	**Bradypnée**	< 12 respirations par minute
	Normale	Entre 12 et 20 respirations par minute
	Tachypnée	> 20 respirations par minute

OUTIL

7 Rappels des normes de courbes : taille, poids et IMC

Les courbes de croissance sont des courbes de référence définies pour suivre l'évolution de la croissance infantile. Il convient de préciser que tous les enfants ne grandissent pas de la même façon, chacun suivant son propre rythme de croissance.

1. Courbes de croissance corporelle filles et garçons

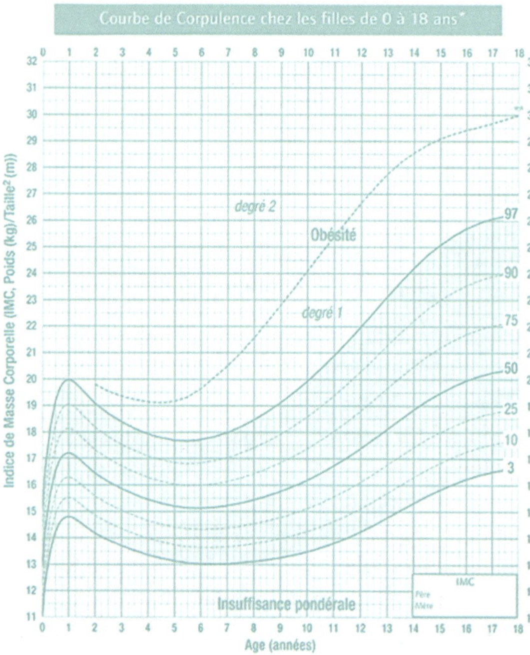

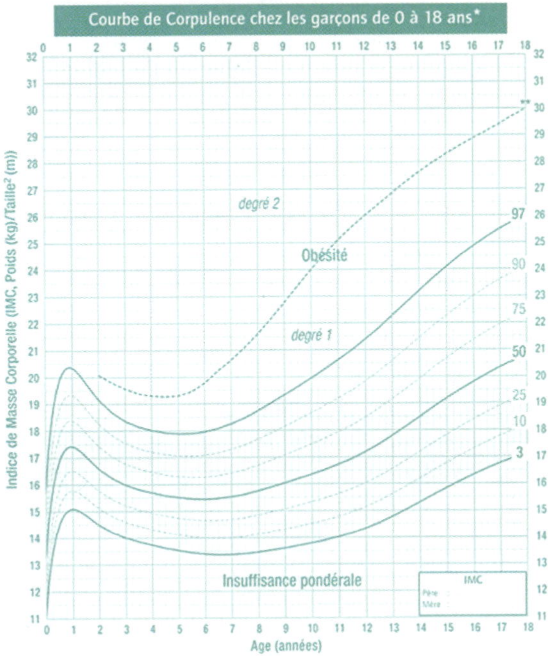

2. Indice de masse corporelle (IMC)

Calcul : $\frac{\text{poids (kg)}}{\text{taille}^2\text{(m)}}$

IMC	Interprétation
+ de 40	Obésité morbide ou massive
35 à 40	Obésité sévère
30 à 35	Obésité modérée
25 à 30	Surpoids
18,5 à 25	Corpulence normale
16,5 à 18,5	Maigreur
- de 16,5	Famine

Notes

PARTIE 2

Anatomie

OUTIL 8

Rappels anatomiques : os et vertèbres du corps humain

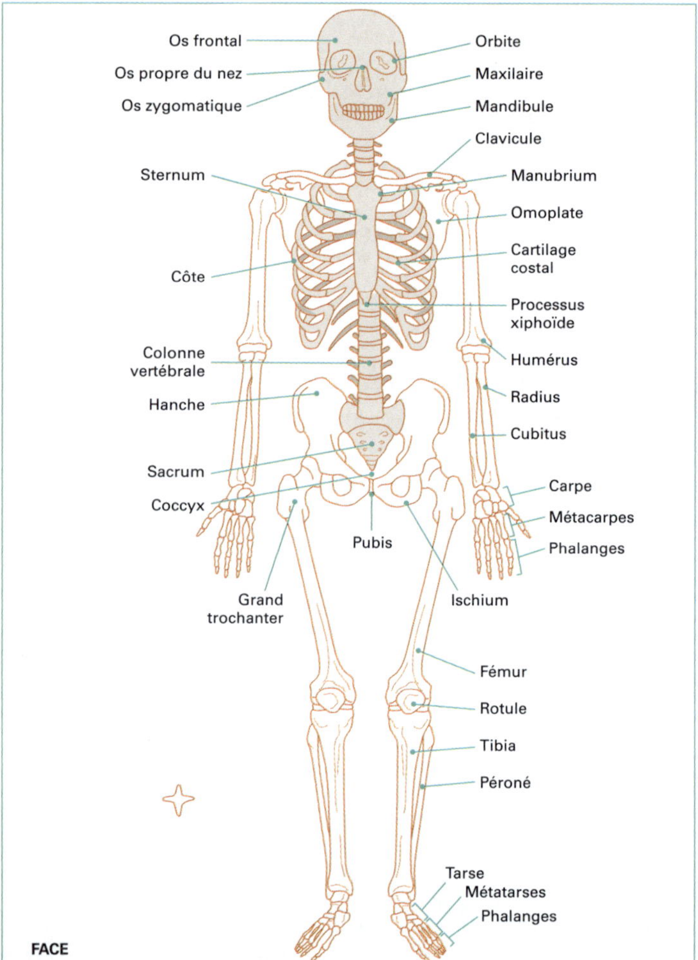

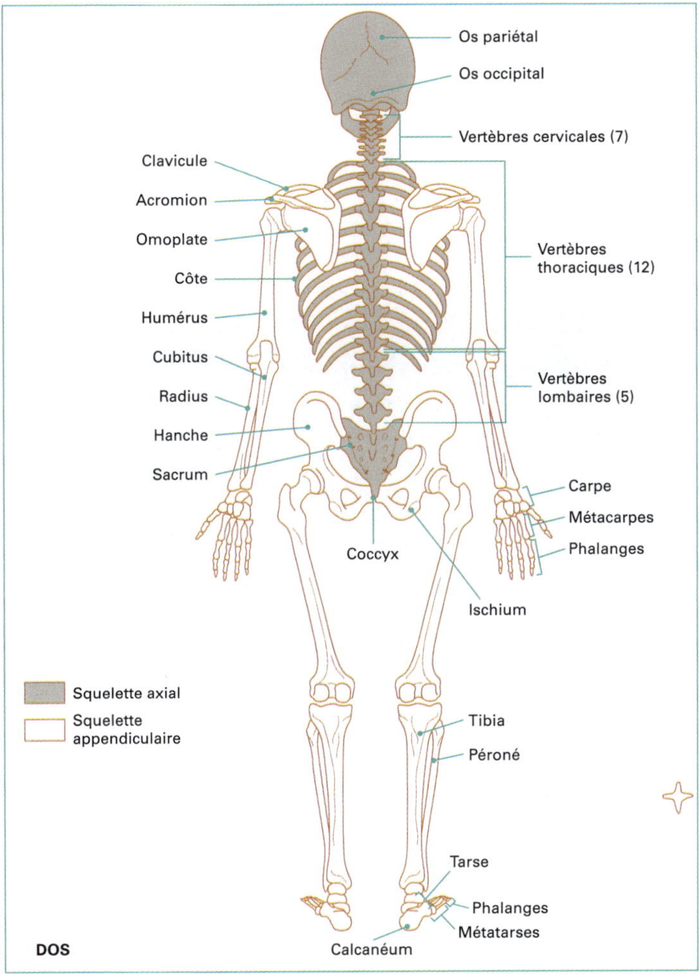
Os pariétal
Os occipital
Vertèbres cervicales (7)
Clavicule
Acromion
Omoplate
Côte
Humérus
Cubitus
Radius
Hanche
Sacrum
Vertèbres thoraciques (12)
Vertèbres lombaires (5)
Carpe
Métacarpes
Phalanges
Coccyx
Ischium
Squelette axial
Squelette appendiculaire
Tibia
Péroné
Tarse
Phalanges
Métatarses
Calcanéum
DOS

OUTIL 9

Rappels anatomiques : artères et veines

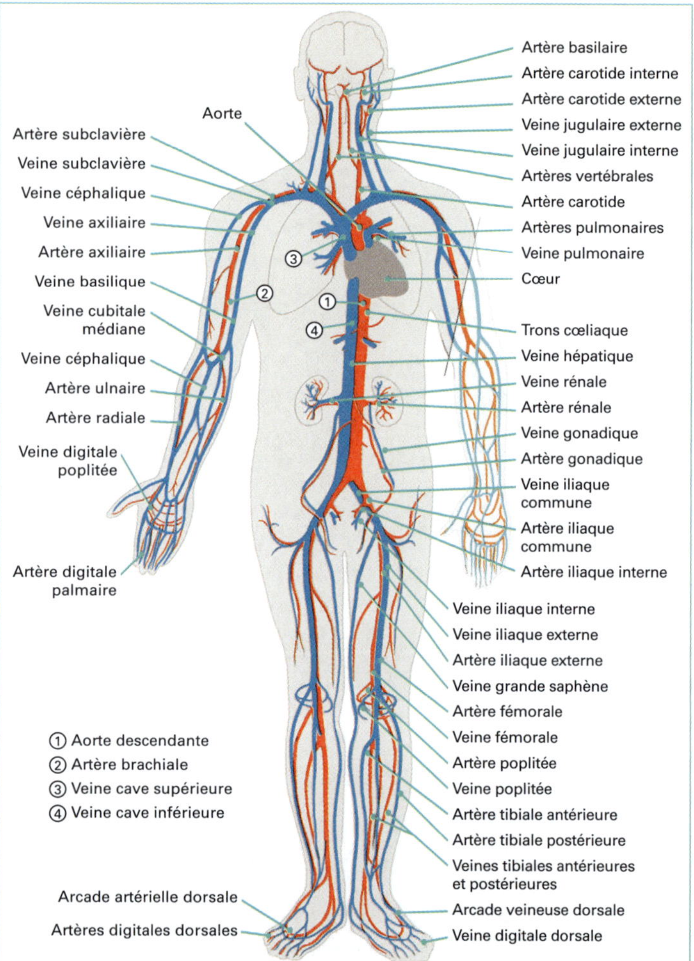

PARTIE 3

Pharmacologie et thérapeutiques

OUTIL 10

Les grandes classes médicamenteuses et leurs mécanismes d'action

Voici un tableau non exhaustif récapitulatif de certaines classes médicamenteuses et de leurs mécanismes d'actions. Il permet de comprendre le but du traitement utilisé et de faire le lien entre la pathologie du patient et la prescription médicale.

Médicaments	Indications et mécanismes d'actions
Antagonistes calciques	Provoquent une relaxation des muscles lisses et ont pour effet cardiaque de ralentir la fréquence cardiaque, de ralentir la conduction et de déprimer la contraction. Sont indiqués dans le cas d'HTA[3], d'angor et lorsqu'un intérêt anti-arythmique est recherché.
Antalgiques	Traitent les douleurs selon le palier utilisé. Permettent de diminuer l'intensité de la douleur à un niveau supportable pour le patient.
Antiagrégants plaquettaires	Utilisés à faible dose après un accident ischémique myocardique ou cérébral. Ex : Aspirine®.
Antianémiques	Luttent contre toute forme d'anémie et améliorent la qualité du sang en favorisant la reconstitution des globules rouges.
Antibiotiques	Empêchent la multiplication des bactéries et agissent aussi comme bactéricides.
Anticoagulants : héparines	Empêchent la coagulation sanguine et la formation de caillots de sang qui peut être dangereuse. Ces anticoagulants agissent par le biais de l'antithrombine. – Héparine de Bas Poids Moléculaire (HBPM) : en prévention du risque thrombotique et en curatif (syndromes coronariens aigus, embolies pulmonaires non graves, thrombose veineuse profonde). Ex : Lovenox®, Innohep®, Fraxodil®. – Héparine non fractionnée : médicament curatif de l'urgence ou de l'insuffisance rénale, des cardiopathies emboligènes, embolie pulmonaire grave. Ex : Héparine®, Calciparine®.
Anticoagulants oraux : anti-vitamine K (AVK)	Préventions primaire et secondaire des thromboses veineuses et embolies pulmonaires. Prévention des embolies artérielles. Ex : Coumadine®, Sintrom®, Previscan®.

3. HTA = hypertension artérielle.

Médicaments	Indications et mécanismes d'actions
Antidépresseurs	Ce sont des régulateurs de l'humeur.
Antidiabétiques oraux (ADO)	Indiqués dans le traitement du diabète de type 2 lorsque l'hyperglycémie ne peut plus être contrôlée de façon satisfaisante par le régime alimentaire, l'exercice physique et la perte de poids. Ont une action hypoglycémiante par stimulation de la sécrétion de l'insuline.
Antidiarrhéiques	Traitent la diarrhée aiguë et chronique chez l'enfant, le nourrisson et l'adulte en complément de la réhydratation orale.
Antiémétiques	Permettent de limiter les épisodes de nausées et/ou de vomissements.
Antifongiques	Traitent les infections provoquées par les champignons : action fongicide et action fongistatique.
Antihistaminiques	Sont utilisés pour réduire ou éliminer les effets de l'histamine qui est une molécule libérée lors de réactions allergiques alimentaires et saisonnières.
Antihypertenseurs	Luttent contre l'hypertension artérielle.
Anti-inflammatoires non stéroïdiens (AINS)	Sont indiqués pour leurs propriétés anti-inflammatoires dans le cas de douleurs ou de fièvre.
Antiparasitaires	Utilisés dans l'accès palustre simple à *Plasmodium falciparum* ou dans la prévention du paludisme à *Plasmodium falciparum* chez les voyageurs qui se rendent dans les zones d'endémie où sévit cette maladie.
Antispasmodiques	Sont utilisés lors de manifestations spasmodiques et douloureuses.
Antiviraux	Agissent contre la prolifération d'un virus, il existe trois classes d'antiviraux selon leur mode d'action.
Anxiolytiques	Luttent contre les manifestations anxieuses sévères.
Bêtabloquants	Traitements *per os* que le patient prend à vie. Sont utilisés dans l'ischémie myocardique, dans l'hypertension artérielle et dans l'insuffisance cardiaque.
Corticoïdes ou anti-inflammatoires stéroïdiens	Sont indiqués dans le cas de pathologies immuno-allergiques, d'insuffisance surrénale, de cancérologie, de transplantation, de pathologies ORL, d'inflammations localisées.

Médicaments	Indications et mécanismes d'actions
Dérivés nitrés	Sources de monoxyde d'azote et connus pour leurs propriétés vasodilatatrices, ils contribuent à la relaxation des fibres lisses. Sont utilisés dans le traitement de l'insuffisance cardiaque et au cours des crises angineuses.
Diurétiques	Augmentent l'élimination urinaire du sodium, entraînent une perte d'eau, augmentent la diurèse et diminuent la surcharge sodique. Selon leur site d'action, sont utilisés dans le traitement de l'hypertension artérielle, de l'insuffisance cardiaque, de l'insuffisance rénale, d'œdèmes, d'hypercalcémie, d'hyperkaliémie.
Inhibiteurs de la pompe à protons ou antisécrétoires gastriques	Traitent les reflux gastro-œsophagiens, les lésions gastroduodénales dues aux AINS, les ulcères gastroduodénaux et éradiquent l'*Helicobacter pylori*.
Inhibiteurs de l'enzyme de conversion (IEC)	Sont indiqués dans le cas d'hypertension artérielle, d'insuffisance cardiaque, après un infarctus du myocarde et lors de néphropathie diabétique.
Insulines	Sont utilisées dans le traitement du diabète de type 1 pour équilibrer la glycémie, prévenir les hypoglycémies et l'acidocétose, prévenir les complications micro et macrovasculaires, préserver le développement staturo-pondéral et pubertaire chez l'enfant, prévenir les complications psychologiques.
Laxatifs	Participent au traitement de la constipation et de l'encéphalopathie hépatique.
Neuroleptiques	Traitent les états psychotiques aigus ou chroniques, les troubles psychocomportementaux, les démences, les manifestations comportementales des troubles de la personnalité, les troubles obsessionnels compulsifs, les troubles du comportement de l'enfant, l'anxiété, les vomissements lors de traitements antimitotiques.
Thrombolytiques	Occlusions artérielles : syndrome coronarien aigu, occlusion aiguë d'artère cérébrale, occlusion artérielle périphérique. Maladies veineuses thromboemboliques : embolies pulmonaires graves, thromboses veineuses centrales profondes.
Thymorégulateurs	Sont utilisés dans le traitement des troubles de l'humeur.

OUTIL 11

Correspondance entre nom commercial et dénomination commune internationale (DCI)

Nom commercial	DCI
Abilify®	Aripiprazole
Aldactone®	Spironolactone
Amarel®	Glimépiride
Amlor®	Amlodipine
Anafranil®	Clomipramine
Aprovel®	Irbésartan
Ascabiol®	Benzoate de benzyle
Aspirine®	Acide acétyl salicylique
Atacand®	Candésartan cilexétil
Atarax®	Hydroxyzine
Athymil®	Miansérine
Augmentin®	Amoxicilline et acide clavulanique
Avlocardyl®	Propanolol
Baclofène Zentiva®	Baclofène
Bactrim®	Triméthoprime et sulfaméthoxazole
Bécotide®	Béclométhasone
Bi Profénid®	Kétoprofène
Cardensiel®	Bisoprolol hémifumarate
Clamoxyl®	Amoxicilline
Contramal®	Tramadol
Cordarone®	Amiodarone
Cortancyl®	Prednisone
Coumadine®	Warfarine

Nom commercial	DCI
Coversyl®	Périndopril
Cozaar®	Losartan
Dafalgan codéïné®	Paracétamol et codéine
Daonil®	Glibenclamide
Depakine chrono®	Valproate de sodium
Depakote®	Valproate semisodique
Fucidine®	Acide fusidique
Gardénal®	Phénobarbital
Gaviscon®	Bicarbonate et alginate de sodium
Glucophage®	Metformine
Glucor®	Acarbose
Imodium®	Lopéramide
Imovane®	Zopiclone
Inexium®	Ésoméprazole
Jamylène®	Docusate
Januvia®	Sitagliptine
Kenzen®	Candésartan cilexétil
Keppra®	Lévétiracétam
Lamictal®	Lamotrigine
Lansoyl®	Paraffine liquide
Laroxyl®	Amitriptyline
Lasilix®	Furosémide
Lepticur®	Tropatépine
Lévothyrox®	Lévothyroxine
Lexomil®	Bromazépam
Loxapac®	Loxapine
Loxen®	Nicardipine

Nom commercial	DCI
Lyrica®	Prégabaline
Lysanxia®	Prazépam
Modopar®	Lévodopa et bensérazide
Motilium®	Dompéridone
Natispray®	Trinitrine
Norlevo®	Lévonorgestrel
Norset®	Mirtazapine
Novonorm®	Répaglinide
Oflocet®	Ofloxacine
Oroken®	Céfixime
Plavix®	Clopidogrel
Préviscan®	Fluindione
Princi B®	Thiamine et pyridoxine
Profénid®	Kétoprofène
Prozac®	Fluoxétine
Pyostacine®	Pristinamycine
Renitec®	Énalapril
Riampicine®	Rifampicine
Risperdal®	Rispéridone
Sectral®	Acébutolol
Seresta®	Oxazépam
Seroplex®	Escitalopram
Séropram®	Citalopram
Singulair®	Montélukast
Solupred®	Prednisolone
Spasfon®	Phloroglucinol
Stagid®	Metformine
Stilnox®	Zolpidem
Stromectol®	Ivermectine

Nom commercial	DCI
Subutex®	Buprénorphine
Tahor®	Atorvastatine
Tareg®	Valsartan
Tazocilline®	Pipéracilline sodique et tazobactam sodique
Tégrétol®	Carbamazépine
Ténormine®	Aténolol
Tercian®	Cyamémazine
Théralène®	Alimémazine
Tildiem®	Diltiazem
Topalgic®	Tramadol
Tranxène®	Chlorazépate
Triatec®	Ramipril
Triflucan®	Fluconazole
Urbanyl®	Clobazam
Valium®	Diazépam
Vfend®	Voriconazole
Ventoline®	Salbutamol
Vitamine B1 B6®	Thiamine et pyridoxine
Xalatan®	Latanoprost
Xanax®	Alprazolam
Xolam®	Hydroxyde d'aluminium et de magnésium
Zithromax®	Azithromycine
Zyrtec®	Cétirizine
Zoloft®	Sertraline
Zyprexa®	Olanzapine

OUTIL

12 Correspondance entre DCI et nom commercial

DCI	Nom commercial
Acarbose	Glucor®
Acébutolol	Sectral®
Acide fusidique	Fucidine®
Acide acétyl salicylique	Aspirine®
Aciclovir	Zovirax®
Alimémazine	Théralène®
Alprazolam	Xanax®
Amiodarone	Cordarone®
Amitriptyline	Laroxyl®
Amlodipine	Amlor®
Amoxicilline	Clamoxyl®
Amoxicilline et acide clavulinique	Augmentin®
Aripiprazole	Abilify®
Aténolol	Ténormine®
Atorvastatine	Tahor®
Azithromycine	Zithromax®
Baclofène	Baclofène Zentiva®
Béclométhasone	Bécotide®
Benzoate de benzyle	Ascabiol®
Bicarbonate et alginate de sodium	Gaviscon®
Bisoprolol hémifumarate	Cardensiel®
BisoCé Gé	Détensiel®
Bromazépam	Lexomil®
Buprénorphine	Subutex®
Candésartan cilexétil	Atacand® ou Kenzen®
Carbamazépine	Tégrétol®
Céfixime	Oroken®
Cétirizine	Zyrtec®

DCI	Nom commercial
Chlorazépate	Tranxène
Chlorure de potassium	Diffu K
Citalopram	Séropram®
Clobazam	Urbanyl®
Clomipramine	Anafranil®
Clopidogrel	Plavix®
Cyamémazine	Tercian®
Diazépam	Valium®
Digoxine	Digoxine®
Diltiazem	Tildiem®
Divalproate de sodium	Dépakote®
Docusate	Jamylène®
Dompéridone	Motilium®
Enalapril	Renitec®
Escitalopram	Seroplex®
Ésomaprazole	Inexium®
Flécaïnide	Flécaïne®
Fluconazole	Triflucan®
Fluindione	Préviscan®
Fluoxétine	Prozac®
Furosémide	Lasilix®
Glibenclamide	Daonil®
Gliclazide	Diamicron®
Glimépiride	Amarel®
Hydrochlorothiazide	Esidrex®
Hydroxyzine	Atarax®
Hydrodyde d'aluminium et de magnésium	Xolam®
Irbésartan	Aprovel®
Ivermectine	Stromectol®
Kétoprofène	Bi Profénid ou Profénid®
Lamotrigine	Lamictal®

DCI	Nom commercial
Latanoprost	Xalatan®
Lévétiracetam	Keppra®
Lévodopa et bensérazide	Modopar®
Lévonorgestrel	Norlevo®
Lévothyroxine	Lévothyrox®
Lopéramide	Imodium®
Losartan	Cozaar®
Loxapine	Loxapac®
Metformine	Glucophage® ou Stagid®
Miansérine	Athymil®
Mirtazapine	Norset®
Molsidomine	Corvasal®
Montélukast	Singulair®
Neurontin	Gabapentine®
Nicardipine	Loxen®
Ofloxacine	Oflocet®
Olanzapine	Zyprexa®
Ondensetron	Zophren ®
Oxazépam	Seresta®
Paracétamol et codéine	Dafalgan codéïné®
Paraffine liquide	Lansoyl®
Paroxétine	Deroxat®
Périndopril	Coversyl®
Phénobarbital	Gardénal®
Phloroglucinol	Spasfon®
Pipéracilline et tazobactam sodique	Tazocilline®
Prazépam	Lysanxia®
Prednisolone	Solupred®
Prednisone	Cortancyl®
Prégabaline	Lyrica®

DCI	Nom commercial
Pristinamycine	Pyostacine®
Propanolol	Avlocardyl®
Ramipril	Triatec®
Répaglinide	Novonorm®
Rifampicine	Rifampicine®
Rispéridone	Risperdal®
Salbutamol	Ventoline®
Sertraline	Zoloft®
Sitagliptine	Januvia®
Spironolactone	Aldactone®
Thiamine et pyridoxine	Princi B® ou vitamine B1 B6®
Tramadol	Contramal® ou Topalgic®
Trimethoprime et sulfaméthoxazole	Bactrim®
Trinitrine	Discotrine® ou Natispray®
Tropatépine	Lepticur®
Urapidil	Eupressyl®
Valaciclovir	Zelitrex®
Valproate de sodium	Depakine chrono®
Valproate semisodique	Depakote®
Valpromide	Dépamide®
Valsartan	Tareg®
Venlafaxine	Effexor®
Voriconazole	Vfend®
Warfarine	Coumadine®
Zentiva	Baclofène®
Zolpidem	Stilnox®
Zopiclone	Imovane®

OUTIL

13 Les dilutions

Cette fiche outil permet de savoir comment préparer certains médicaments selon qu'ils sont associés à de l'eau pour préparation injectable (EPPI), à du sérum physiologique Nacl, à du sérum glucosé 5 % ou 30 % ou selon qu'ils sont utilisés purs.

Solutions disponibles	Médicaments concernés
Eau pour préparation injectable (EPPI)	• Aspégic® 1 g poudre IVD 1 flac + 10 mL EPPI • Célocurine® 100 mg/2 mL IVD 1 amp/10 mL • Érythromycine® 250 mg/20 mL • Glucagen® 1 mg/1 mL IVD 1 flac + 1 mL EPPI • Magnésium® 1,5 g/10 mL IVD lente 2 amp/30 mL • Morphine® 10 mg/1 mL 1 amp/10 mL • Rivotril® 1 mg/1 mL IVD lente 1 amp/2 mL • Solumédrol® poudre IVD lente 1 amp/2 mL • Tildiem® 25 mg poudre IVD lente 1 flac + 5 mL
Sérum physiologique NaCL	• Adrénaline® 1 mg/1 mL IVD titrée 1 amp/10 mL • Augmentin® 1 g/20 mL • Augmentin® 2 g/100 mL • Bactrim® 1 amp/100 mL • Bactrim® 2 amp/500 mL • Calcium® 1 g /10 mL IVL 1 amp/50 mL • Clamoxyl® 1 g/20 mL • Clamoxyl® 2 g/100 mL • Érythromycine® 1 g/100 mL • Fosfocine® 1 g et 2 g dans 250 mL • Héparine® 25000 UI/5 mL IVSE (nombre d'UI pour 12h/48 mL) • Hypnovel® 50 mg/10 mL IVSE 1 amp/50 mL • Kétoprofène® 100 mg/4 mL IVL 1amp/150 mL • Magnésium® 1,5 g/10 mL IVD lente 3 amp/45 mL • Penthotal® 500 mg poudre IVD lente 1 amp/20 mL • Prodilantin® 750 mg/10 mL IVSE • Réopro® 10 mg/5 mL IVSE 1 amp/50 mL • Rivotril® 1 mg/1 mL IVL 3 amp/250 mL • Rocéphine® 1 g/20 mL • Rocéphine® 2 g PSE 2g/50 mL
Sérum physiologique NaCL	• Solumédrol® poudre IVL mg prescrits • Sufentanyl® 50 µg/10 mL IVSE 1 amp/50 mL • Umuline® 100 UI/mL IVSE 50 UI/50 mL

Solutions disponibles	Médicaments concernés
Sérum glucosé G5 %	• Cordarone® 150 mg/3 mL IVSE 2 amp/20 mL • Glucagen® 1 mg/1 mL IVSE 3 amp/30 mL • Isoptine® 5 mg/2 mL IVL 3 amp/250 mL • Isuprel® 0,2 mg/1 mL IVL 5 amp/250 mL • Isuprel® 0,2 mg/1 mL IVSE 5 amp/50 mL • Kétoprofène® 100 mg/4 mL IVL 1 amp/150 mL • Loxen® 10 mg/10 mL IVSE 1 amp/20 mL • Noradrénaline® 8 mg/4 mL IVSE 1 amp/32 mL • Noradrénaline® 8 mg/4 mL IVSE 2 amp/32 mL • Potassium® 1 g/10 mL IVSE 1 amp/50 mL • Umuline® 100 UI/mL IVL 30 UI/500 mL de G30 % • Valium® 10 mg/2 mL IVSE 2 amp/40 mL

	Médicaments disponibles
Utilisation pure	• Adrénaline® 5 mg/5 mL IVD titrée 2 amp • Adrénaline® 5 mg/5 mL IVSE 4 amp • Anéxate® 0,5 mg/5 mL IVD titrée 1 amp • Anéxate® 0,5 mg/5 mL IVSE 5 amp • Atropine® 0,5 mg/1 mL IVDL 2 amp • Brévibloc® 100 mg/10 mL IVDL 1 amp • Brévibloc® 100 mg/10 mL IVSE 5 amp • Calcium® 1 g/10 mL IVDL 1 amp • Diprivan® 200 mg/20 mL IVD 1 amp • Diprivan® 200 mg/20 mL IVSE 2 amp • Glucose® 3 g/10 mL IVD 2 amp • Héparine® 25 000 UI/5 mL IVD 4 000 UI => 0,8 mL • Hypnomidate® 20 mg/10 mL IVD 2 amp • Hypnovel® 5 mg/5 mL IVD titrée 1 amp • Isoptine® 5 mg/2 mL IVDL 1 amp • Kétamine® 50 mg/5 mL IVDL 1 amp • Lasilix® 20 mg/2 mL IVD 1 à 4 amp • Loxen® 10 mg/10 mL IVD titrée • Polaramine® 5 mg IVD 1 amp • Réopro® 10 mg/5 mL IVD mg prescrits • Risordan® 10 mg/10 mL IVSE 2 amp • Striadyne® 20 mg/2 mL IVD Flash 1 amp • Valium® 10 mg/2 mL IVD lente 1 amp • Xylocaïne® 400 mg/20 mL IVSE 2 amp

OUTIL 14 Les principaux antidotes

Savoir qu'il existe des antidotes pour certains médicaments peut faciliter la prise en charge d'un patient en cas d'urgence. Cette liste est non-exhaustive.

Médicaments	Antidotes
Anticoagulants oraux	Vitamine K
Benzodiazépines	Flumazénil (anexate)
Insuline	Glucose/glucagon
Morphine et autre opiacé	Naloxone
Neuroleptique (syndrome extra-pyramidal)	Trihexyphénidyle
Neuroleptique (syndrome malin)	Dantrolène
Paracétamol	N-acetylcystéine
Inhibiteur calcique	Insuline
Antidépresseur tricyclique	Bicarbonate de sodium Épinéphrine
Bêta-adrénergique	Propanolol
Bêtabloquants	Glucagon Épinéphrine Isoprénaline
Cocaïne	Labétalol
Héparine	Sulfate de protamine
Iode 131	Potassium iodure

OUTIL 15 Débits des gouttes par minute et débits des gouttes en millilitre par heure

Selon le service, l'infirmier(ère) manipule tous les jours la pose de perfusion et l'administration des médicaments en Intra Veineuse Lente. Savoir comment on calcule le débit des gouttes par minute ou le débit des gouttes en millilitres par heure permet de passer le traitement prescrit au débit approprié. Cela évite les surdosages ou les sous-dosages.

1. Débit des gouttes par minutes pour solution aqueuse

	30 min	1h	2h	3h	4h	6h	8h	12h	24h
10 mL	7	3	2						
20 mL	13	7	3						
50 mL	33	17	8	6					
100 mL	66	33	17	11	8	6			
125 mL	83	41	21	14	10	7	5		
250 mL	166	83	41	28	21	14	10	7	
500 mL		166	83	56	41	28	21	14	7
750 mL			125	83	56	41	31	21	10
1000 mL			166	111	83	56	41	28	14
1500 mL				166	125	83	62	41	21
2000 mL					166	111	83	56	28
2500 mL						139	104	69	35
3000 mL							125	83	41

2. Débit des gouttes en millilitres par heure pour solution aqueuse

	30 min	1h	2h	3h	4h	6h	8h	12h	24h
50 mL	100	50	25	17					
100 mL	200	100	50	33	25	20			
125 mL	250	125	63	42	31	21	16		
250 mL	500	250	125	83	63	42	31	21	
500 mL	1000	500	250	166	125	83	63	42	21
750 mL		750	375	250	188	125	94	63	31
1 000 mL			500	333	250	167	125	83	42
1 500 mL			750	500	375	250	188	125	60
2 000 mL				667	500	333	250	167	83
2 500 mL				833	625	417	313	208	104
3 000 mL					750	500	375	250	125

Pour vous donner un ordre de grandeur, rappelez-vous que :

– 1 mL de solution aqueuse contient 20 gouttes ;

– 1 mL de sang contient 15 gouttes.

OUTIL

16 Tableaux des conversions

L'utilité de cet outil réside dans la capacité à connaître les équivalences entre les différentes unités de masse ou de volume pour mieux appréhender les prescriptions médicales. Celles-ci peuvent en effet s'exprimer selon le poids du patient ou selon des litres par 24h et que l'infirmier(ère) devra adapter selon la disponibilité des poches de solutés (100 mL, 250 mL, 500 mL, 1000 mL) existant dans le service dans lequel il (elle) travaille.

1. Masse

Kilogramme	Hectogramme	Décagramme	Gramme	Décigramme	Centigramme	Milligramme			Microgramme
kg	hg	dag	g	dg	cg	mg			µg

2. Volume

kilolitre	hectolitre	décalitre	litre	décilitre	centilitre	millilitre			Microlitre
kL	hL	daL	L	dL	cL	mL			µl

3. Correspondance entre les unités de volumes et de contenance

mètre cube m^3			décimètre cube dm^3			centimètre cube cm^3			millimètre cube mm^3		
		kL	hL	daL	L	dL	cL	mL			µL

4. Correspondance entre chiffres arabes et chiffres romains

1	2	3	4	5	6	7	8	9	10	20	30
I	II	III	IV	V	VI	VII	VIII	IX	X	XX	XXX
40	50	60	90	100	150	200	400	500	600	900	1000
XL	L	LX	XC	C	CL	CC	CD	D	DC	CM	M

5. Exemples de conversions

- 10 kg = 1000 g
- 1 L = 100 cL
- 1L = 1 dm^3 = 1 000 cm^3
- 1 m^3 = 10 hL = 1 000 L
- 1 cm^3 = 1 cc = 1 mL
- 1984 = MIMLXXXIV

OUTIL

17 Calcul de doses

Dans le cadre de certaines prescriptions médicales, l'infirmier(ère) devra réaliser certains calculs pour administrer la bonne dose au patient. Pour ce faire, il importe d'avoir quelques notions en mathématiques.

1. Proportionnalité

▶ *Définition*

Si : $\frac{a}{b} = \frac{c}{d}$, on dit que a et c sont proportionnels à b et d.

L'égalité des 2 rapports s'appelle une **proportion**.

Une proportion traduit l'invariance, la conservation de rapports.

▶ *Exemple*

Un infirmier prélève dans une bouteille d'1 L, 4 mL d'une solution à 3 %. La concentration de principe actif dans le prélèvement sera également de 3 %.

Si x est la masse (en g) de produit actif dans le prélèvement, on a donc :

$$\frac{x}{4} = 3\ \% = \frac{3}{100} = 0{,}03$$

d'où $x = 4 \times 0{,}03 = 0{,}12$ g.

Important : Lors d'un prélèvement dans une solution, les quantités de produit actif (prélevé et initial) sont **proportionnelles** aux quantités de solution (prélevée et initiale respectivement).

La conservation des concentrations lors d'un prélèvement s'exprime par une proportion.

▶ *Présentation et calculs*

Propriété fondamentale

Deux rapports sont égaux si et seulement si le produit des moyens est égal au produit des extrêmes (a et d sont appelés les extrêmes, b et c sont les moyens) :

$$\frac{a}{b} = \frac{c}{d} \Leftrightarrow a \times d = b \times c$$

Cette équivalence (notée : ⇔) est connue aussi sous le nom de « **produit en croix** » ou « **égalité des produits en croix** ».

Exemples

1. Dans l'exemple déjà présenté ci-dessus, l'égalité des rapports : $\frac{x}{4} = \frac{3}{100}$ conduit à $100 \times x = 4 \times 3$ d'où $x = 12 \div 100 = 0{,}12$ g de principe actif.

Sur le terrain, le produit en croix permet de calculer une dose dans les bonnes proportions en fonction de la concentration de principe actif dans la solution utilisée.

2. On prélève 10 mL d'une solution dans un flacon de 50 mL contenant 15 mg d'un produit actif. Quelle est la masse en mg de produit actif prélevé ?

La conservation des concentrations conduit à l'égalité des rapports $\frac{x}{15} = \frac{10}{50}$

D'où, d'après l'égalité des produits en croix : $50 \times x = 15 \times 10$ soit $x = 150 \div 50 = 3$ mg.

Il peut être utile de préparer le calcul et visualiser les données et la proportionnalité dans un tableau comme ci-dessous :

	Masse de produit pur en mg	Volumes de solution en mL
Prescription	x	10
Solution disponible	15	50

Dans le tableau ci-dessus, on fait apparaître les rapports de proportion $\frac{x}{15}$ et $\frac{10}{50}$ et leur égalité.

En échangeant les lignes et les colonnes, on obtient une seconde façon de rassembler les données :

	Solution disponible	Prescription
Masse de produit pur en mg	15	x
Volumes de solution en mL	50	10

De ce second tableau, on déduit l'égalité $\frac{15}{50} = \frac{x}{10}$ d'où $15 \times 10 = x \times 50$ puis $x = 150 \div 50 = 3$ mg.

2. Applications aux calculs de doses et de débits d'une perfusion

▶ *Préambule*

Le débit désigne le rapport entre le **volume de produit** (liquide ou gazeux, pur ou dissous) injecté et le **temps mis pour l'injecter**. C'est le volume ou la masse de produit écoulé pendant l'unité de temps choisie.

De ce fait, le débit s'exprime en mL/s (millilitre par seconde que l'on note aussi $mL.s^{-1}$), ou en cm^3/h, en gouttes/min, en L/min pour les gaz, etc.

Ce calcul intervient en général après le calcul de doses puisqu'on doit préparer la solution à injecter.

Le débit s'exprime différemment suivant que l'on utilise une perfusion ou une seringue électrique :

– en **gouttes par minute** pour une perfusion avec un perfuseur standard ;

– en **millilitres par heure** pour une perfusion avec pompe volumétrique ;

– en **millilitres par heure** pour une seringue électrique.

▶ *Calcul d'un débit*

Le calcul se déroule en trois temps :

– **évaluation de la quantité (volume ou masse) de produit à injecter** : c'est le calcul de doses à effectuer à partir de la prescription ;

– **évaluation de la durée de l'injection** : il est en général indiqué par la prescription ou nécessite un calcul de durée séparant deux instants, deux dates ;

– **calcul du débit** proprement dit : reste à faire le quotient des deux résultats précédents après les avoir éventuellement convertis dans les unités souhaitées pour les volumes ou les masses et pour le temps : par exemple en gouttes pour le volume et en minutes pour le temps.

Le calcul de débit est souvent associé à une planification des soins.

La plus grande attention et la plus extrême rigueur sont indispensables dans l'application des prescriptions.

▶ ***Exemples***

1. Supposons que la prescription soit : 1,5 L de soluté glucosé à 5 % auquel on ajoute 5 mL de solution de NaCl et 10 mL de solution de KCl à passer en 10 h.

Le calcul du débit sans tenir compte des électrolytes sera le suivant : 1 mL = 20 gouttes et 10 h = 600 min donc le débit en gouttes/min est 30 000 ÷ 600 = 50 gouttes/min.

Le calcul du débit en tenant compte des électrolytes sera le suivant : le volume est alors égal à 1 515mL soit 1515 × 20 = 30 300 gouttes d'où le débit 30 300 ÷ 600 = 50,50 gouttes/min.

2. Supposons que la perfusion à passer soit : 500 mL de G5 % + 20 mL de NaCl + 10 mL de KCl en 6 h.

- Débit sans tenir compte des électrolytes :

500 mL = 20 × 500 = 10 000 gouttes en 6 h soit 360 min, d'où un débit de 10000 ÷ 360 = 27,77 gouttes/min arrondi à 28 gouttes/min.

- Débit en tenant compte des électrolytes :

Volume à passer : 500 + 20 + 10 = 530 mL soit 20 × 530 = 10 600 gouttes en 360 min, d'où un débit de 10 600 ÷ 360 = 29,44 gouttes/min arrondi à 29 gouttes/min.

Cette différence est faible mais peut être plus importante avec des volumes plus grands ou des situations plus délicates comme en pédiatrie.

OUTIL

18 Seringue autopulsée (appelée aussi pousse-seringue électrique ou PSE)

Pour pouvoir être administrés conformément à la prescription médicale, certains médicaments requièrent l'utilisation d'un PSE. Cet outil permet de se familiariser avec le mécanisme du calcul qui doit faciliter la préparation de la seringue électrique, la durée de la perfusion et le débit de la perfusion.

1. Présentation

Sous différentes formes :

– dose de produit (en mg ou en UI) par 24 heures ;

– dose de produit (en mg ou en UI) par heure ;

– dose de produit (en mg ou en UI) dans un volume donné avec indication du débit en mL/h ;

– dose de produit en µg (ou γ)/kg de masse corporelle/min.

Le débit du pousse-seringue est exprimé en mL/h.

2. Proportionnalité : exemple

Vous disposez d'ampoules d'Héparine® de 5 mL contenant 25 000 UI de produit et d'ampoules de 10 mL de sérum physiologique. Les seringues à usage unique prévues pour le pousse-seringue ont une contenance de 50 mL.

Sachant que le médecin a prescrit 10 000 UI d'Héparine® à passer sur 12 h, donnez la quantité d'Héparine® et de sérum physiologique nécessaires pour préparer la seringue.

Précisez le débit.

On peut trouver ce résultat avec une table de proportionnalité :

	Ampoule d'Héparine®	Prescription
Volume de solution en Ml	5	X
Nombre d'UI	25 000	10 000

D'où les produits en croix égaux : $\frac{5}{25000} = \frac{x}{10000}$ soit 5 × 10 000 = x × 25 000 et x = 50 000 ÷ 25 000 et x = 2 mL.

Pour préparer la seringue, il faut donc ajouter 50 – 2 = 48 mL de sérum physiologique.

Le débit du PSE est 50 mL en 12 h soit 50 ÷ 12 = 4,17 mL/h.

PARTIE 4

Hygiène

OUTIL 19

Élimination des déchets

Chaque déchet doit être trié et évacué de la meilleure manière qu'il soit. Les buts étant de respecter la réglementation en vigueur, de limiter les impacts sur l'environnement et d'éviter la contamination des patients, du personnel, et des agents chargés de l'élimination des déchets.

1. Généralités

L'élimination des déchets à l'hôpital repose sur une gestion structurée des déchets compte tenu de la diversité de leur origine. On peut trouver des déchets de soins, des déchets d'analyses, des déchets de restauration des patients, etc.

En vertu de la loi n° 75-633 du 15 juillet 1975 relative à l'élimination des déchets et à la récupération des matériaux, il faut entendre par « élimination » des déchets l'ensemble des étapes de collecte, de transport, de stockage, de tri et de traitement des déchets.

Basé sur le même principe que le tri des déchets éco-citoyen, il existe un code couleur pour le tri des déchets à l'hôpital.

2. Les poubelles pour déchets assimilables aux ordures ménagères (DAOM)

Elles sont rassemblées dans un sac de couleur noire, renferment tous les déchets qui ne sont ni souillés par du sang ni par des liquides biologiques et qui ne présentent donc **pas de risque infectieux**.

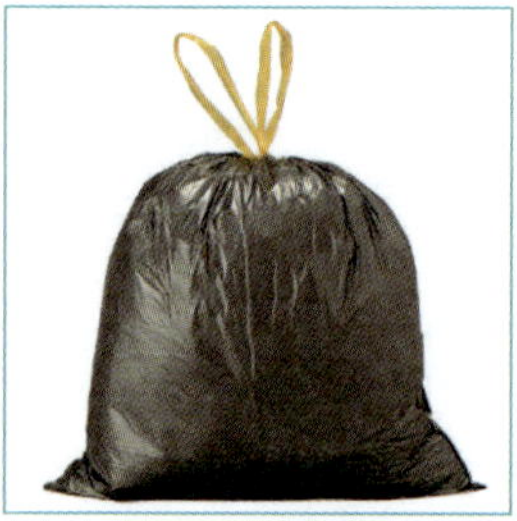

Ces poubelles peuvent contenir, par exemple :
– des compresses ayant servi à la désinfection du matériel ou à un prélèvement sanguin ; – des couches et protections périodiques ; – des coiffes à usage unique ; – des emballages divers en carton ou plastique ; – des essuie-mains ; – des gants non souillés ; – des pansements non souillés ; – du linge à usage unique non souillé ; – des lunettes à oxygène ; – des masques à oxygène, aérosols et à protoxyde d'azote ; – des plâtres et résines ; – des poches de perfusion et flacons médicamenteux vides (sauf poches de sang et dérivés sanguins et produits de traitement anti cancéreux) ; – des poches de dialysat vides ; – des poches à urine vides ; – des seringues vides non montées d'une aiguille et seringues de nutrition ; – des sondes vésicales, gastriques, à oxygène, de nutrition entérale ; – des tubulures de perfusion non déconnectées de la poche ; – Etc.

3. Les déchets d'activités de soins à risque infectieux (DASRI)

Ils regroupent tous les déchets souillés par du sang ou par un liquide biologique (pus, crachats, liquide gastrique, liquide pleural, liquide céphalorachidien, etc.), mais aussi les gants, tabliers, lunettes et masques ayant servi à un patient qui est mis sous précautions particulières et qui présente donc **un risque infectieux**.

On utilise un sac de couleur jaune pour les différencier.

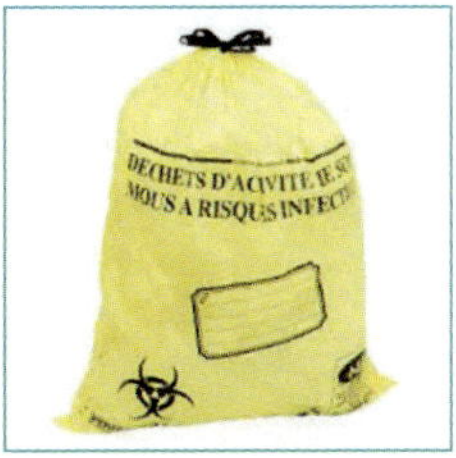

Ces poubelles peuvent contenir, par exemple :
– du linge et matériels à usage unique souillés de sang ; – du matériel associé à la transfusion, de types : poches de produits sanguins labiles vides ou accidentées, fiche du test du contrôle ultime au lit du patient ; – des poches non vidangeables contenant des liquides biologiques ; – des pansements, compresses, gants souillés ; – des systèmes de drainage, de saignées, redons ; – des tubes de sang et échantillons biologiques ; – des déchets anatomiques non identifiables ; – des déchets des patients en précautions complémentaires de type contact Bactérie Haute Résistante et de type contact pour les diarrhées à *Clostridium difficile* ; – des crachoirs ; – Etc.

4. Les collecteurs à objets piquants, coupants et tranchants

Ils existent sous plusieurs formats :

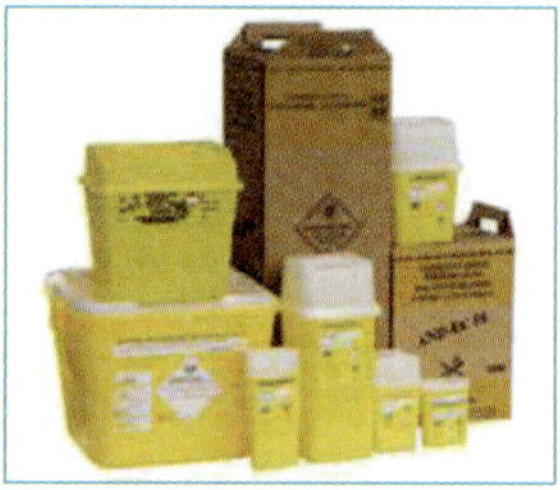

Ces collecteurs peuvent renfermer :	
– des aiguilles ; – des seringues montées d'une aiguille ; – des lames et lamettes ; – des pipettes en verre ; – des cathéters sécurisés ou non ; – des mandrins ;	– des scalpels ; – des rasoirs ; – des agrafes ; – des broches ; – des lames de cutter ; – des ciseaux ; – Etc.

OUTIL

20 Précautions standard et précautions complémentaires face au risque infectieux

Cet outil rappelle les précautions standard ainsi que les précautions complémentaires qui doivent prévenir la transmission des agents infectieux.

1. Précautions standard

Circulaire DGS/DH n° 98-249 du 20 avril 1998 relative à la prévention de la transmission d'agents infectieux véhiculés par le sang ou les liquides biologiques lors des soins dans les établissements de santé. Consensus formalisé d'experts de Société Française d'Hygiène Hospitalière.

Hygiène des mains	Tenue de protection	Transport
Entre 2 patients Entre 2 activités Après le retrait des gants • **Mains ni souillées, ni mouillées, ni poudrées** Friction avec un produit hydro-alcoolique • **Mains souillées** Lavage des mains au savon	– Surblouse – Masque et lunettes • **Porter surblouse, masque et lunettes** Lors d'exposition à un risque de projection de sang ou de liquide biologique • **Porter la surblouse ou un tablier seul** Lors d'un soin contaminant ou exposant à un contact large avec un patient	De prélèvements biologiques Du linge souillé Du matériel souillé • **Utiliser un emballage** Pour renforcer la protection lors du transport de prélèvements biologiques • **Dans tous les cas** Les emballages seront **fermés**, étanches, à usage unique, ou, si réutilisables, nettoyés régulièrement
Port de gants	**Matériels et surfaces souillés**	**En cas d'accident d'exposition au sang ou aux liquides biologiques**
1 paire – 1 geste – 1 patient • **En cas de risque** de contact avec du sang, des liquides biologiques, des muqueuses, une peau lésée, du linge sale, du matériel souillé, des déchets • **Lors des soins à risque de piqûre ou de coupure** • **Si les mains présentent des lésions**	• **Éliminer** immédiatement après le geste, tout objet piquant ou tranchant, dans le collecteur adapté, au plus près du soin • **Manipuler avec précaution** le matériel réutilisable souillé • **Traiter** le matériel avec la procédure adaptée et s'en assurer • **Nettoyer et désinfecter les surfaces** souillées par du sang ou des liquides biologiques	*Voir outil 31*

2. Précautions complémentaires[1]

Elles viennent en complément des précautions standard, ce sont des « mesures barrières » établies sur prescription médicale.

Précautions contact	Précautions air	Précautions gouttelettes
Il s'agit d'une transmission interhumaine, risque manuporté. Ex : bactérie multi-résistante (BMR), *Clostridium difficile*.	Transmission aéroportée pour des particules fines inférieures à 5 microns. Ex : bacille de Koch (BK), rougeole, varicelle.	Transmission de sécrétions oro-trachéo-bronchiques de gouttelettes > 5 microns. Ex : grippe, coqueluche, méningocoque, scarlatine, oreillons, rubéole.
• Chambre individuelle. • Friction hydro-alcoolique *(voir outil 22)*. • Surblouse ou tablier à usage unique. • Port de gants. • Matériel à usage unique ou dédié.	• Masque FFP (masque de protection respiratoire filtrant) avant d'entrer dans la chambre et le retirer hors de la chambre. • Friction hydro-alcoolique *(voir outil 22)*. • Chambre individuelle avec la porte fermée. • Aérer la chambre plusieurs fois par jour. • Le patient porte obligatoirement le masque chirurgical lorsqu'il sort de sa chambre.	• Chambre individuelle. • Friction hydro-alcoolique *(voir outil 22)*. • Port du masque chirurgical par le soignant et lunettes ou masque à visière si risque de projections (aspiration trachéale, toux, etc.).

1. Prévention de la transmission croisée : précautions complémentaires contact. Consensus formalisé d'experts, Recommandations nationales de la Société Française d'Hygiène Hospitalière. Avril 2009.

OUTIL

21 Les différents lavages des mains

Il existe plusieurs types de lavages des mains. Savoir lequel utiliser dans quel cas doit permettre d'éviter toute transmission manuportée et croisée des agents infectieux.

1. Friction hydroalcoolique

La FHA s'utilise avant d'entrer dans une chambre et en sortant. Elle s'utilise également avant chaque soin et après chaque soin. Elle s'utilise entre chaque patient si et seulement si les mains ne sont pas sales (*voir lavage simple des mains*).

La friction est réalisée en 7 points et renouvelée autant de fois que possible dans la durée impartie. Cette durée sera d'au moins 30 secondes et à définir en fonction du produit.

2. Lavage simple des mains

Si les mains sont sales quelle qu'en soit raison, un lavage des mains est indispensable. Le lavage simple des mains se réalise avant chaque prise de service et à la fin de chaque service. Aussi, il se réalise autant de fois que nécessaire dès lors que les mains sont souillées.

FHA

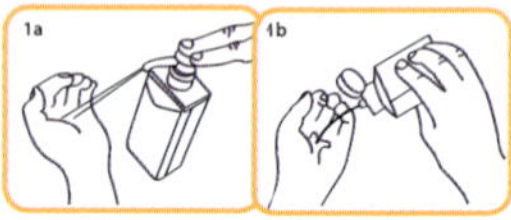

Remplir la paume d'une main avec le produit hydro-alcoolique, recouvrir toutes les surfaces des mains et frictionner :

Lavage simple

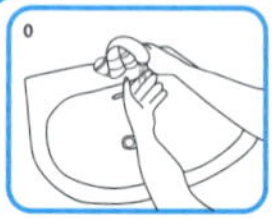

Mouiller les mains abondamment

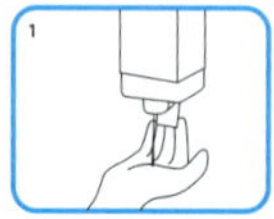

appliquer suffisamment de savon pour recouvrir toutes les surfaces des mains et frictionner :

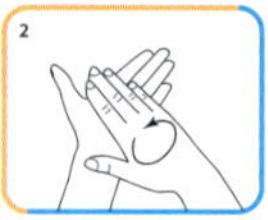

Paume contre paume par mouvement de rotation

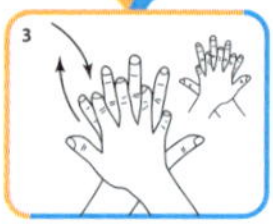

le dos de la main gauche avec un mouvement d'avant en arrière exercé par la paume droite, et vise et versa

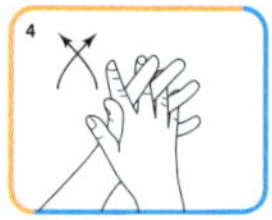

les espaces interdigitaux paume contre paume, doigts entrelacés, en exerçant un mouvement d'avant en arrière,

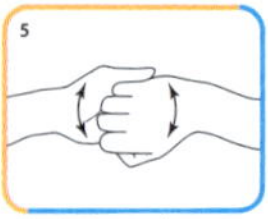

les dos des doigts en les tenant dans la paume des mains opposées avec un mouvement d'aller retour latéral,

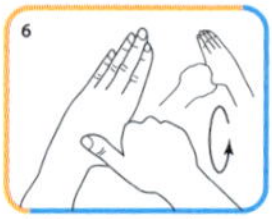

le pouce de la main gauche par rotation dans la paume refermée de la main droite, et vice et versa,

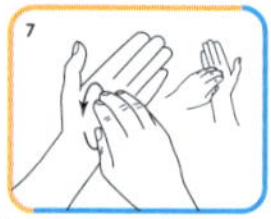

la pulpe des doigts de la main droite par rotation contre la paume de la main gauche de la serviette.

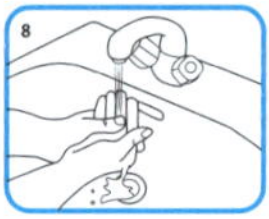

Rincer les mains à l'eau,

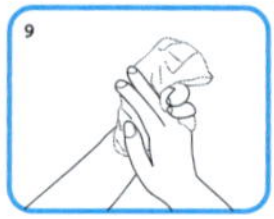

sécher soigneusement les mains avec une serviette à usage unique,

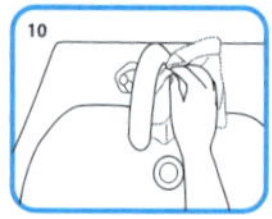

fermer le robinet à l'aide de la serviette.

20-30 secondes

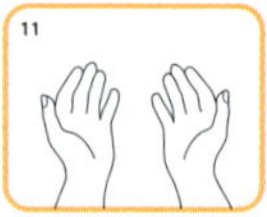

Une fois sèches les mains sont prêtes pour le soin.

40-60 secondes

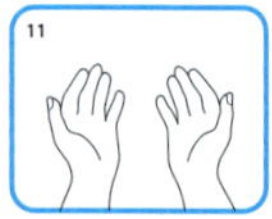

Les mains sont prêtes pour le soin.

3. Lavage chirurgical des mains

I - Lavage avec savon doux

Étape obligatoire lors de la première désinfection de la journée ou si les mains sont souillées ou mouillées.

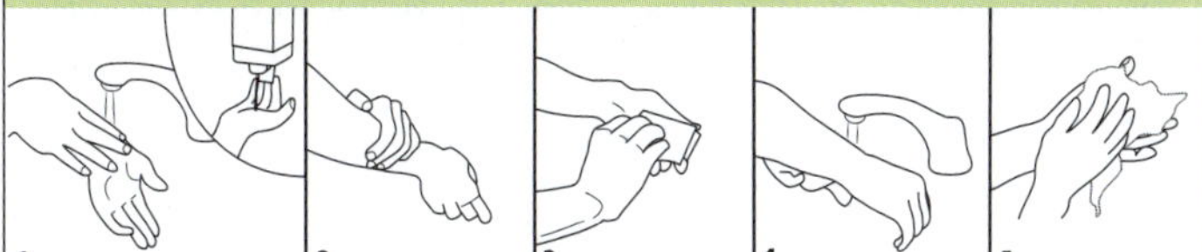

1	2	3	4	5
Se mouiller les mains et les avants-bras. Déposer une dose de savon doux dans le creux de la main	Savonner soigneusement mains et avant-bras pendant au moins 15 secondes	Brosser les ongles (15 secondes pour chaque main, une fois dans la journée seulement)	Rincer abondamment sous eau courante	Sécher par tamponnement à l'aide d'essuie-mains à usage unique, non stériles

LA SECONDE ÉTAPE SERA FAITE SI POSSIBLE À DISTANCE

II - Désinfection par frictions

Produit hydro-alcoolique à employer pur, sur mains propres et sèches. Cette étape suffit en cas d'intervention de courte durée.

Important : pour chaque friction, maintenir les mains et avant-bras humides en renouvelant l'application de produit si nécessaire pour respecter la durée recommandée.
1re friction : mains jusqu'aux coudes inclus
2e friction : mains + manchettes

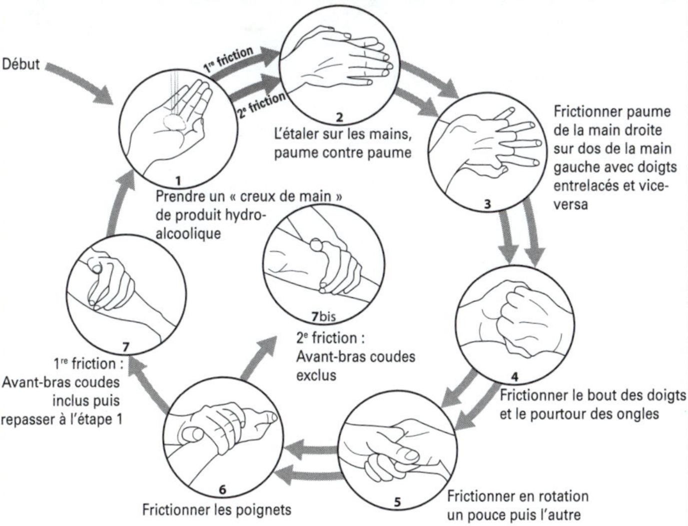

OUTIL

22 Antiseptiques : utilisation et conservation

Dans un souci d'économie du matériel et de lutte contre le gaspillage, il est important de noter la date d'ouverture sur tous les produits que l'on ouvre.

Produits	Utilisation	Conservation
Alcool modifié	• Effet bactéricide • Désinfection des bouchons • Antisepsie sur peau saine avant un geste invasif de type prélèvement veineux ou injection dont la durée est < 30 secondes	1 mois après ouverture
Savon liquide	Désinfection des mains quand elles sont souillées	3 mois après ouverture
Friction hydroalcoolique	Désinfection des mains à tout moment mais sans souillure	3 mois après ouverture
Halogénés dérivés iodés : **Bétadine® scrub**	Lavage antiseptique et chirurgical des mains, douche préopératoire, nettoyage des muqueuses et des plaies souillées, phase de détersion de la peau saine	
Bétadine® alcoolique	Antisepsie de la peau saine	1 mois après ouverture
Bétadine® dermique	Lorsque le produit est dilué : lavage des plaies et irrigation des plaies	
Bétadine® gynécologique	• Utilisée pure : toilette vulvaire et périnéale • Diluée : irrigation vaginale	
Bétadine® solution pour bain de bouche	Bains de bouche	

Produits	Utilisation	Conservation
Halogénés dérivés chlorés :		
Dakin®	Antisepsie de la peau saine et lésée des muqueuses et utilisé en cas d'accident exposant au sang	15 jours après ouverture
Amukine®	Antisepsie de la peau lésée et utilisée pour le bain du nouveau-né quand la mère est VIH+	
Eau oxygénée	Bactéricide à spectre large	15 jours après ouverture

Notes

PARTIE 5

Législation

OUTIL

23 Les chartes du patient hospitalisé

Ces deux chartes permettent de connaître les droits des patients, selon les âges de la vie. Elles font référence en France.

1. Charte de la personne hospitalisée

1	Toute personne est libre de choisir l'établissement de santé qui la prendra en charge.
2	Les établissements de santé garantissent la qualité de l'accueil, des traitements et des soins.
3	L'information donnée au patient doit être accessible et loyale.
4	Un acte médical ne peut être pratiqué qu'avec le consentement libre et éclairé du patient.
5	Un consentement spécifique est prévu pour certains actes.
6	Une recherche biomédicale ne peut être réalisée sans que la personne ait donné son consentement après avoir été spécifiquement informée sur les bénéfices attendus, les contraintes et les risques prévisibles.
7	La personne hospitalisée peut, à tout moment, quitter l'établissement.
8	La personne hospitalisée est traitée avec égards.
9	Le respect de la vie privée est garanti à toute personne.
10	La personne hospitalisée (ou ses représentants légaux) bénéficie d'un accès direct aux informations de santé la concernant.
11	La personne hospitalisée exprime ses observations sur les soins et sur l'accueil.

2. Charte européenne de l'enfant hospitalisé

1	L'admission à l'hôpital d'un enfant ne doit être réalisée que si les soins nécessités par sa maladie ne peuvent être prodigués à la maison, en consultation externe ou en hôpital de jour.
2	Un enfant hospitalisé a le droit d'avoir ses parents ou leur substitut auprès de lui jour et nuit, quel que soit sont âge ou son état.
3	On encouragera les parents à rester auprès de leur enfant et on leur offrira pour cela toutes les facilités matérielles, sans que cela n'entraîne un supplément financier ou une perte de salaire. On informera les parents sur les règles de vie et les modes de faire propres au service afin qu'ils participent activement aux soins de leur enfant.
4	Les enfants et leurs parents ont le droit de recevoir une information sur la maladie et les soins, adaptée à leur âge et leur compréhension, afin de participer aux décisions les concernant.
5	On évitera tout examen ou traitement qui n'est pas indispensable. On essaiera de réduire au maximum les agressions physiques ou émotionnelles et la douleur.
6	Les enfants ne doivent pas être admis dans les services adultes. Ils doivent être réunis par groupes d'âge pour bénéficier de jeux, loisirs, activités éducatives, adaptés à leur âge, en toute sécurité. Leurs visiteurs doivent être acceptés sans limite d'âge.
7	L'hôpital doit fournir aux enfants un environnement correspondant à leurs besoins physiques, affectifs et éducatifs, tant sur le plan de l'équipement que du personnel et de la sécurité.
8	L'équipe soignante doit être formée à répondre aux besoins psychologiques et émotionnels des enfants et de leur famille.
9	L'équipe soignante doit être organisée de façon à assurer une continuité dans les soins donnés à chaque enfant.
10	L'intimité de chaque enfant doit être respectée. Il doit être traité avec tact et compréhension en toute circonstance.

OUTIL 24

Interdisciplinarité

Cet outil permet de réaliser l'importance de chaque professionnel travaillant au service du patient.

Métiers	Principales fonctions
Agent de Service Hospitalier	Personne qui assure l'hygiène des locaux en permanence.
Aide médico-psychologique	• Il accompagne les personnes dépendantes ou présentant un handicap, il joue un rôle d'éveil, d'encouragement et de soutien de l'expression verbale ou non des patients. • Il peut réaliser les soins d'hygiène et de confort, stimule la mémoire et aide à l'expression verbale et non verbale. • Il permet d'établir une relation de qualité avec les patients, appréhende leurs besoins, intervient au sein d'une équipe et les accompagne dans leur dépendance.
Aide-soignant	• Il assiste l'infirmier dans les activités de la vie quotidienne des patients. • Il contribue au bien-être des patients en les accompagnant dans la réalisation des gestes de leur vie quotidienne ainsi que dans le maintien de leur autonomie. • Il participe aux transmissions écrites et orales pour assurer la continuité des soins.
Ambulancier	• Il exerce son métier au sein d'une entreprise de transport sanitaire. • Il assure sur prescription médicale ou en cas d'urgence le transport de malades dans des véhicules de transport médicalisé. • Il assure le bien être du patient, il l'installe, veille à son confort, intervient en cas d'urgence pour prodiguer les soins de premier secours. • Il assure également l'hygiène de son véhicule.
Assistant social	• C'est une personne qui a pour mission de faciliter les formalités administratives des patients, en lien avec leur prise en charge sociale : Sécurité sociale, mutuelle, etc. • Il vient en aide aux personnes en difficultés afin de favoriser leur bien être, leur insertion sociale et leur autonomie.

Métiers	Principales fonctions
Auxiliaire de vie sociale	• Il est chargé d'aider les personnes en difficultés, malades et dépendantes pour accomplir leurs tâches et leurs activités de la vie quotidienne. Il est également là pour apporter un soutien moral. • Il participe aussi à l'entretien de l'habitat, aux courses alimentaires, à la préparation des repas, il accompagne aux sorties. Il est présent au lever et au coucher et dans le respect de l'autonomie de la personne, il aide aux soins d'hygiène et de confort corporels.
Brancardier	• Il transporte, accompagne et assure la manipulation des patients au sein d'un établissement de soin. • Il recueille les informations nécessaires au transport des patients. • Selon l'autonomie du patient, il peut les transporter en brancard, sur une chaise ou à pied. • Il contribue à la saisie des données concernant les patients en vue de la traçabilité.
Cadre de santé	• Il permet d'organiser l'activité de soins et les prestations en matière de santé. • Il manage également des équipes de soins, coordonne les moyens du service en veillant à la qualité des prestations dispensées par le service. • Il permet de développer les compétences individuelles et collectives, la culture du signalement, la gestion des risques, participe à la gestion économique au sein du pôle. • Il peut également mettre en place des formations pour les soignants.
Diététicien	• Spécialiste de la nutrition et de la diététique qui travaille sur rôle prescrit. • C'est à partir d'un bilan diététique personnalisé qu'il dispense des conseils auprès des patients ayant des troubles du comportement alimentaire. • Il permet de favoriser une consommation de plats équilibrés tout en gardant le plaisir de manger, et ce quel que soit le régime suivi par le patient.
Éducateur spécialisé	Il conçoit, conduit et coordonne des actions éducatives et sociales des personnes présentant des déficiences physiques, psychiques et mentales, des groupes ou des familles dans le cadre de développer leur capacité de socialisation, d'autonomie, d'intégration et d'insertion.

Métiers	Principales fonctions
Ergothérapeute	Il rééduque une personne sur le plan physique et manuel. Il aide les personnes qui présentent une déficit fonctionnelle à s'adapter à leur handicap pour améliorer leur vie quotidienne.
Infirmier	• Il réalise des soins destinés à maintenir ou à restaurer la santé de la personne malade. • Il surveille l'état de santé des patients, coordonne des soins pendant leur hospitalisation et lors de leur sortie. • Il a un rôle propre et un rôle prescrit qui permet une prise en charge optimale du patient.
Kinési-thérapeute	Il réalise de façon manuelle ou à l'aide d'instruments, des massages ou de la gymnastique médicale afin de favoriser le maintien ou l'amélioration de la santé physique, psychique, sociale ainsi que la gestion du handicap lorsqu'elle y est altérée.
Médecin généraliste	• Professionnel de santé polyvalent qui traite des pathologies, maladies et blessures variées. • Prescripteur, il établit des diagnostics afin de proposer le meilleur traitement possible.
Orthophoniste	• Spécialiste intervenant sur les troubles de la voix, de la parole, de la respiration et de la déglutition. • Auxiliaire médical qui rééduque les défauts de prononciation tels que le bégaiement, la dyslexie, la dysphasie, la dysorthographie, la dyscalculie ainsi que les pertes de la parole qui font suite à un accident cérébral ou à une opération.
Orthoptiste	Professionnel qui réalise des bilans d'efficience visuelle.
Pédicure – Podologue	• Il permet un entretien et une hygiène des pieds. • Il est spécialisé dans l'étude du pied et de ses affections.
Psychologue	Professionnel qui prend en charge les activités mentales et les comportements du patient et qui l'aide à surmonter ses difficultés, en fonction des conditions de l'environnement.
Psycho-motricien	Spécialiste de la rééducation psychomotrice, il évalue les capacités psychomotrices du patient et cherche à identifier l'origine de ses difficultés pour lui apporter un meilleur équilibre.

PARTIE 6

Santé publique et économie de la santé

OUTIL 25

Tableau de vaccination 2017

Le mémorandum des vaccinations obligatoires/recommandées permet de connaître les vaccinations à réaliser selon l'âge de la vie. Attention, la législation change au 1er janvier 2018 : en plus des 3 vaccins actuellement obligatoires (diphtérie, tétanos, poliomyélite), vont s'ajouter : l'*Haemophilus influenzae* B (bactérie provoquant notamment des pneumopathies et des méningites), la coqueluche, l'hépatite B, la rougeole, les oreillons, la rubéole, le méningocoque C et le pneumocoque. Seuls les nouveau-nés en 2018 seront concernés.

Âge	1 mois	2 mois	4 mois	5 mois	11 mois	12 mois	16-18 mois	6 ans	11-13 ans	14 ans	25 ans	45 ans	65 ans et +
BCG[1]	1												
Diphtérie, tétanos, poliomyélite		1	1		1			1	1		1	1	Tous les 10 ans
Coqueluche		1	1		1			1	1		1		
Haemophilus influenzae de type B (HIB)		1	1		1								
Hépatite B		1	1		1	Rattrapage possible jusqu'à 15 ans							
Pneumocoque		1	1		1								
Méningocoque C				1		1	Rattrapage possible jusqu'à 24 ans						
Rougeole, oreillons, rubéole						1	1						
Papillomavirus humain (HPV)[2]									1	1			
Grippe													Tous les ans
Zona													1

1. Le BCG n'est plus obligatoire depuis 2007.
2. Recommandé chez les jeunes filles entre 11 ans et 14 ans.

OUTIL

26 Les 31 maladies à déclaration obligatoire

L'infirmier(ère) doit connaître ces maladies qui font l'objet de déclaration obligatoire auprès de l'Agence Régionale de Santé et de l'Institut de Veille Sanitaire et qui nécessitent la mise en place de mesures de prévention pour éviter voire limiter les contaminations.

1. Principe

Les maladies à déclaration obligatoire sont référencées sur décision du Ministre de la santé par décret pris après avis auprès du Haut conseil de la Santé publique (HSCP).

On compte 31 maladies à déclaration obligatoire : 29 sont des maladies infectieuses et 2 ne le sont pas (ex : mésothéliome et saturnisme chez les enfants mineurs).

La déclaration repose sur la transmission des données auprès de l'Agence régionale de santé (ARS) et de l'Institut de Veille Sanitaire (InVeS) qui pourra mettre en place un dispositif de surveillance, tout en garantissant l'anonymat des personnes concernées. Cette déclaration est réalisée par les médecins et les laboratoires de biologie médicale publics et privés pour contrôler les risques d'épidémie et renforcer le pilotage en matière de santé publique.

2. Liste exhaustive

1. Botulisme
2. Brucellose
3. Charbon
4. Chikungunya
5. Cholera
6. Dengue
7. Diphtérie
8. Fièvre hémorragique africaine

9. Fièvre jaune
10. Fièvre typhoïdes et paratyphoïde
11. Hépatite aiguë A
12. Infection aiguë symptomatique par le virus de l'hépatite B
13. Infection par le VIH
14. Infection invasive à méningocoque
15. Légionellose
16. Listériose
17. Mésothéliomes (cancer dû à l'amiante)
18. Orthopoxviroses dont la variole
19. Paludisme autochtone
20. Paludisme d'importation
21. Peste
22. Poliomyélite
23. Rage
24. Rougeole
25. Saturnisme de l'enfant mineur
26. Suspicion de maladie de Creutzfeldt-Jacob et autres encéphalopathies subaiguës spongiformes transmissibles humaines
27. Tétanos
28. Toxi-infection alimentaire collective
29. Tuberculose
30. Tularémie
31. Typhus exanthématique

OUTIL

27 Éducation thérapeutique du patient : que retenir ?

L'éducation thérapeutique du patient est mise en place pour les patients qui souffrent d'une pathologie chronique telle que la sclérose en plaques, le diabète de type 1 et le diabète de type 2, etc. C'est une pratique de santé encouragée par les pouvoirs publics pour améliorer la santé du patient ainsi que sa qualité de vie et celle de ses proches. Elle permet au patient d'être le plus autonome possible face à sa maladie en lui permettant de gérer seul ses traitements et ses soins et elle lui permet de soulager ses symptômes et de prévenir toute complication éventuelle.

1. Définition

Par définition, selon l'OMS en 1998, « l'éducation thérapeutique du patient devrait permettre aux patients d'acquérir et de conserver les compétences dont ils ont besoin et qui les aident à vivre de manière optimale avec leur maladie. ». En 2007, la Haute autorité de santé (HAS) précise que l'éducation thérapeutique est : « un ensemble de pratiques visant à permettre au patient l'acquisition de compétences, afin de pouvoir prendre en charge de manière active sa maladie, ses soins et sa surveillance, en partenariat avec ses soignants. »

L'éducation thérapeutique du patient est inscrite dans la loi n° 2009-879 du 21 juillet 2009 portant réforme de l'hôpital et relative aux patients, à la santé et aux territoires, à l'article 84.

L'éducation thérapeutique concerne tout patient souffrant d'une maladie chronique, quel que soit son âge. Il s'agit d'une pratique de santé centrée sur le patient et personnalisée.

2. Ce qu'il faut retenir

- Dans le cadre d'une démarche éducative personnalisée et dans le but de proposer au patient un programme d'éducation personnalisé, le soignant élabore un diagnostic éducatif basé sur les ressources du patient :
  - Qui est-il ?
  - De quelle maladie souffre t-il ?
  - Le patient a-t-il des antécédents médicaux et chirurgicaux ? Si oui, lesquels ?

- Que sait-il de sa maladie ?
- Comment vit-il avec sa maladie ?
- Que sait-il de ses traitements ?
- Quels sont ses projets d'avenir (personnels, professionnels, sociaux) ?

• Le soignant aide le patient, et son entourage, à comprendre la maladie et les traitements prescrits.
• Le patient adhère au contrat d'éducation proposé par le soignant. Ce contrat doit lui permettre d'atteindre des objectifs et d'acquérir des compétences qui sont de deux ordres : des compétences d'autosoins et des compétences d'adaptation.
• Le contrat d'éducation permet au patient de rencontrer de nombreux professionnels de santé qui l'aident en lui proposant des interventions éducatives.
• Le patient connaît les bénéfices ainsi que les effets secondaires de ses traitements.
• Le patient gère au quotidien sa vie avec la maladie : il sait prévenir et reconnaître une aggravation et il sait y faire face.
• Le patient reste le plus autonome possible, même si le partenariat soignant/patient est primordial.
• Le patient maintient ou améliore sa qualité de vie et sait résoudre les difficultés quotidiennes en lien avec sa maladie.
• Le patient comprend l'importance de l'observance thérapeutique.
• La démarche éducative est finalisée par une évaluation pédagogique des résultats et par le réajustement des actions mises en place dans le cadre de la poursuite du suivi éducatif et des reprises éducatives.

PARTIE 7

Gestion des risques

OUTIL 28

Vigilances sanitaires à l'hôpital

Cet outil sur les vigilances sanitaires permet de prévenir l'ensemble des risques auxquels peut être confronté tout soignant et permet d'améliorer la gestion des risques qui est une démarche promouvant la qualité et la sécurité des soins en établissement de santé.

Vigilances réglementaires	Définitions et textes de référence
AMP vigilance (Assistance Médicale à la Procréation)	Surveillance des incidents relatifs aux gamètes, aux tissus germinaux et aux embryons utilisés à des fins d'assistance médicale à la procréation ou à des fins de préservation de la fertilité, ainsi que des effets indésirables observés chez des donneurs de gamètes ou chez les personnes qui ont recours à l'assistance médicale à la procréation. Décret n° 2008-588 du 19 juin 2008 relatif à l'assistance médicale à la procréation.
Biovigilance	Surveillance des incidents et des risques d'incidents relatifs aux éléments et produits du corps humain utilisés à des fins thérapeutiques, et aux produits, autres que les médicaments, qui en dérivent, aux dispositifs médicaux les incorporant et aux produits thérapeutiques annexes, ainsi que des effets indésirables résultant de leur utilisation. Exemples : cellules, tissus, organes, lait maternel, etc. Décret n° 2003-1206 du 12 décembre 2003 portant organisation de la biovigilance.
Hémo-vigilance	« Ensemble des procédures de surveillance organisées depuis la collecte du sang et de ses composants jusqu'au suivi des receveurs, en vue de recueillir et d'évaluer les informations sur les effets inattendus ou indésirables résultant de l'utilisation thérapeutique des produits sanguins labiles et d'en prévenir l'apparition » Art. 666-12 du Code de la Santé publique. Décret n° 94-68 du 24 janvier 1994 relatif aux règles d'hémovigilance pris pour application de l'article L.666-12 du Code de la Santé publique.

Vigilances réglementaires	Définitions et textes de référence
Matériovigilance	La matériovigilance a pour objet la surveillance des incidents ou des risques d'incidents résultant de l'utilisation des dispositifs médicaux. On entend par dispositif médical : les lentilles de contact, les thermomètres, les compresses, les lits médicaux, les prothèses de hanches, etc. Décret n° 96-32 du 15 janvier 1996 relatif à la matériovigilance exercée sur les dispositifs médicaux.
Pharmacovigilance	Surveillance du risque d'effet indésirable résultant de l'utilisation des médicaments et produits à usage humain mentionné à l'article L.5111-1 (qui précise la définition du médicament), des produits mentionnés à l'article L.658-11 (tels que les acaricides et les insecticides) et des médicaments et produits contraceptifs mentionnés à l'article 2 du décret n° 69-104 du 3 février 1969. Décret n° 95-278 du 13 mars 1995 relatif à la pharmacovigilance.
Réactovigilance	Surveillance des incidents et des risques d'incidents résultant d'une défaillance ou d'une altération des performances d'un dispositif médical de diagnostic *in vitro*. Exemples : contrôle prétransfusionnel ultime, bandelette urinaire, hémoglucotest, etc. Décret n° 2004-108 du 04 février 2004 relatif aux dispositifs médicaux de diagnostic *in vitro*.
Tatouage-vigilance	Les produits de tatouage font l'objet d'une vigilance destinée à surveiller les risques d'effets indésirables résultant de leur utilisation. Décret n° 2008-210 du 03 mars 2008 fixant les règles de fabrication, de conditionnement et d'importation des produits de tatouage, instituant un système national de vigilance.

OUTIL 29

Événements indésirables

Le signalement des événements indésirables est une composante essentielle de la gestion des risques. Prendre le temps de rédiger ces fiches d'événements indésirables vise à améliorer la qualité des soins. Elles permettent d'identifier les dysfonctionnements et de mettre en place des mesures correctives et/ou préventives adaptées.

1. Définition

Il s'agit d'un accident, incident ou dysfonctionnement dont les conséquences sont ou auraient pu être dommageables pour les patients, les professionnels, les visiteurs ou les biens. Les événements indésirables selon l'HAS se repartissent en trois grandes catégories :

1. les déclarations des acteurs médicaux ;
2. la déclaration des patients ;
3. les différents systèmes actifs fondés sur l'analyse de dossier ou de traces électroniques.

2. Intérêts

Il y a plusieurs types d'intérêts au signalement :

- garder une traçabilité ;
- se couvrir dans le cas d'un problème ou d'une plainte d'un patient auprès de la direction des usagers et de la patientèle ;
- signaler tout problème visant à améliorer la qualité des soins ;
- faire le point sur des dysfonctionnements ;
- apporter des solutions pour une meilleure organisation ;
- proposer éventuellement des formations en lien avec l'événement indésirable pour sensibiliser les agents ;
- la déclaration peut être une pièce jointe dans le cas de la rédaction d'un rapport circonstancié.

Chaque professionnel de santé au sein de son service possède un logiciel ou une fiche de signalement pour déclarer un événement indésirable, par exemple OSIRIS à l'AP-HP.

3. Exemple de cas de rédaction d'une fiche d'événement indésirable

Un patient n'obtient pas satisfaction auprès d'un soignant, il hausse le ton, devient agressif verbalement et menace physiquement le soignant.

Le but de déclarer cet événement indésirable est de rédiger de façon chronologique et détaillée ce qu'il s'est passé afin de protéger le soignant. La déclaration permet aussi au soignant de proposer des axes d'amélioration.

4. Exemple de fiche d'événément indésirable

Déclaration			
Déclarant		Date de signalement	
En cas de compte générique, indiquez votre nom/prénom			Poste téléphonique
L'événement concerne-t-il un patient ?		O Oui O Non	
Si l'événement ne concerne pas un patient, merci de le préciser dans le champs description de fait			
Description de l'événement			
Date de survenue de l'EI	Heure de survenue de l'EI	Unité ou service	Lieu de l'événement
Catégorie de l'événement			
Description des faits			
Merci de rajouter en PJ tout élément partinent à votre déclaration (scan, copie d'écran, …)			
Conséquences	☐ Aggressivité ☐ Dommage corporel ☐ Dommage matériel ☐ Perte de temps (défaut d'organisation) ☐ Retard de prise en charge	☐ Je ne sais pas ☐ Stress	☐ Autre ☐ Aucune
Actions immédiates réalisées			
Suggestions d'amélioration			
Gravité et Fréquence			
Gravité	Pas du tout grave • Aucun impact individuel, ni organisationnel Peu grave • Conséquence bégnine sur le patient, par d'incidence sur l'activité Moyennement grave • Situation réversible, conséquence temporaire, organisation gérable dans le service Grave • Situation irréversible, conséquence forte sur la santé, séquelle permanente, nécessité de modifier l'organisation Très grave • Décès ou mise en jeu du pronostic vital, arrêt de l'activité du service		Fréquence

OUTIL 30

Rappels de la procédure lors d'un accident exposant au sang

Face à un Accident Exposant au Sang, la réaction du soignant doit être rapide et adaptée selon qu'il s'agisse de piqûres ou de blessures ou encore de projections dans les yeux ou la bouche. Pour savoir quoi faire, il existe une attitude à adopter qui est normée.

1. À destination de l'accidenté

1. Pratiquer les soins locaux immédiatement		
Piqûres, blessures 1. Laver à l'eau et au savon 2. Désinfecter au Dakin Cooper® pendant 10 minutes		**Protection yeux-bouche** Rincer abondamment à l'eau
2. Prélèvement urgent du patient source : acheminement urgent au laboratoire		
3. En cas de blessure à haut risque, consulter immédiatement un médecin		
Piqûre avec aiguille creuse après geste IV ou IA : – patient source VIH ou statut inconnu – soignant non protégé contre le VHB	Coupure, bistouri, piqûre avec une aiguille pleine : – patient source VIH ou statut inconnu – soignant non protégé contre le VHB	Contact cutanéo-muqueux > 15 min avec un liquide biologique : – patient source VIH ou statut inconnu – morsure si saignement – soignant non protégé contre le VHB
4. Informer l'encadrement (déclaration d'accident bénin dans les 48 h)		
5. Consulter au service de santé au travail dans les 8 jours (déclaration accident de travail et suivi)		

2. À destination du médecin

1. Examine la victime, évalue le risque de transmission	
2. Fait prélever le patient source si cela n'a pas encore été fait	
3. Prescrit à la victime une sérologie VIH, VHB, VHC	
4. Prescrit si besoin une prophylaxie Acheminement urgent au laboratoire	
Si indication à la prophylaxie antirétrovirale 1. Délivrance d'une trousse d'urgence de 3 jours par le SAU 2. Consultation d'un médecin référent pour le VIH dans les 3 jours (adaptation et suivi du traitement, suivi des sérologies)	**Si indication à la prophylaxie anti-VHB** 1. À réaliser dans les 24h post-exposition 2. Injecter IM de 0,06 mL/kg (solution à 100 UI/mL) de gammaglobulines spécifiques anti-VHB
5. Envoie la victime au service de santé au travail dans les 8 jours (déclaration accident de travail et suivi)	

OUTIL 31

Gestion de l'agressivité

La gestion de l'agressivité passe par une approche de l'environnement dans lequel on travaille. Il faut garder en tête des notions en matière de sécurité personnelle et développer une attitude positive et bienveillante.

Selon Olivier De Coster, consultant formateur dans le domaine de la gestion de l'agressivité (verbales et physiques), il y a 3 actions à mettre en place face à l'agressivité d'un patient.

1. Actions préventives

- Garder la juste distance avec les patients et/ou familles.
- Se positionner de telle manière à se protéger et ainsi éviter toute agression physique.
- Adopter un langage corporel adéquat : regarder le patient dans les yeux, faire preuve d'une attitude d'ouverture et d'écoute, avoir un sourire communicatif et empathique, garder des expressions faciales sans jugement, ne pas croiser les bras, ne pas manifester d'impatience ni de violence.

2. Action d'évaluation

- L'évaluation de la personne agressive ou du groupe de personnes agressives passe par l'identification de l'environnement proche, cela passe également par le changement de comportement, par l'observation du langage corporel, par la gestion des émotions, par l'interaction avec autrui. Exemples : regarder si la personne a les poings serrés, les joues rouges, les lèvres serrées, le pli au niveau des sourcils ? La personne fait-elle les cent pas ? Soupire- t-elle ? Est-on dans un endroit calme ou bruyant ? Comment est l'ambiance de la salle d'attente en général ?
- Il faut pouvoir s'évaluer en situation de stress : qu'en est-il de notre confiance en soi et de notre capacité à agir face à une situation ? Pour cela, il faut bien se connaître (en fonction de son histoire personnelle et professionnelle, de sa formation, de ses connaissances, de ses émotions) et connaître ses limites.

Cette auto-évaluation sert à identifier une situation d'agressivité et à passer le relais si on ne peut y faire face.

3. Action de communication

- Pour cela, individualiser la réponse en s'adressant à Monsieur ou à Madame ou à l'enfant et utiliser des expressions telles que : « je vous comprends », « j'entends parfaitement votre problème », « j'ai bien compris ce qui ne va pas », « je vous écoute ». Rester calme, utiliser un ton adapté à la compréhension de celui ou celle qu'on a face à soi.
- Permettre le dénouement du problème et anticiper sa résolution (surtout s'il est répétitif) avec des informations claires et précises : « il y a X heures d'attente », « il se peut que des personnes qui arriveront après vous passent avant vous », etc.
- Agir avec discernement et efficacité.

ATTENTION : Ne jamais hésiter à passer le relais à un collègue si la situation ne s'améliore pas. Isoler la personne agressive dans un lieu neutre, à l'abri du regard des autres patients.

OUTIL 32

Ergonomie et manutention

L'ergonomie se définit comme étant la meilleure adaptation de l'homme à son poste de travail, d'un point de vue physiologique.
Le soignant, dont les muscles et les articulations sont souvent sollicités, doit chercher à se préserver quoi qu'il fasse : lorsqu'il est assis, lorsqu'il piétine, lorsqu'il se déplace, lorsqu'il pousse des gros chariots, lorsqu'il est accroupi.

Pour ce faire, voici un ensemble de conseils :

- Réfléchissez avant d'agir, le but étant de ne prendre aucun risque ni pour vous ni pour le patient
- Sollicitez un collègue à chaque fois que nécessaire : pour les toilettes des patients, pour tirer ou pousser les chariots, pour remonter un patient dans un lit, pour réinstaller un patient dans son lit plus confortablement, etc.
- Trouvez la bonne position d'équilibre. Pour cela, maintenez-vous toujours en équilibre en ayant une bonne position des deux pieds
- Pensez à positionner le lit à hauteur variable du patient à votre niveau, le temps des soins, pour éviter de vous pencher vers le bras du malade ou pour éviter de courber le dos pour réaliser une prise de sang
- Pensez à votre dos et gardez-le bien droit. Protégez-le en verrouillant la région lombaire, c'est-à-dire en contractant les muscles abdominaux et en fléchissant les jambes
- Rapprochez-vous au maximum de la charge à porter ou à déplacer et faites-vous aider si besoin
- Faites travailler les muscles fessiers et les muscles des cuisses pour ne pas charger les vertèbres lombaires
- Évaluez sa force et demandez de l'aide à un collègue
- Les mouvements brusques étant dangereux, travaillez en souplesse en ayant des mouvements synchronisés et souples
- Pratiquez une activité physique et sportive pour entraîner son corps à l'effort
- Pensez à vous reposer après l'effort pour récupérer

OUTIL 33

Entretiens infirmiers

L'infirmier(ère) peut mener plusieurs types d'entretiens. Ils sont décrits ci-dessous pour vous aider à savoir lequel utiliser dans quelle situation.

Types d'entretiens	Définitions et objectifs, buts, finalités
Entretien d'accueil	• C'est le premier contact entre le patient et le soignant qui prépare l'hospitalisation et qui met en place la relation de soins. • L'accueil permet d'établir le contact, de faciliter la communication, d'instaurer la confiance et de sécuriser le patient et sa famille. • Cet entretien doit faciliter l'intégration à la vie hospitalière. • Il permet de présenter le service : poste de soins, bureau de la cadre, salle d'attente, heures des repas, etc. • Il permet aussi de présenter la chambre au patient selon ses différentes fonctionnalités : fonctionnement de la sonnette, du lit, de l'armoire, du coffre-fort, etc.
Entretien de recueil de données	• Cet entretien permet au soignant de recueillir des informations sur le patient dans le but de personnaliser les soins : profession, prise en charge sociale, habitudes de vie du patient, poids, taille, régime alimentaire, appareillages, degré d'autonomie, personne à prévenir, personne de confiance, etc. • Il permet aussi au soignant d'établir la démarche de soins et de mettre en place une orientation thérapeutique selon le principe de la personnalisation des soins.
Entretien à trois avec le médecin psychiatre	• Le soignant est observateur au cours de l'entretien qui s'orchestre entre le médecin psychiatre et le patient. Il est là pour pouvoir ensuite transmettre à ses collègues le contenu de l'entretien pour optimiser la prise en charge du patient au regard de sa pathologie. • Par exemple : Le patient critique-t-il son geste ? Est-il mutique ? Où en est-il dans son délire ? etc.

Types d'entretiens	Définitions et objectifs, buts, finalités
Écoute de la personne en crise dit aussi « entretien à chaud »	• Ici, le patient est en état de crise ou de panique. • Le but du soignant est de desserrer son angoisse, de calmer rapidement sa souffrance psychique et de réduire son état d'excitation afin de restaurer rapidement un minimum de communication et ce, pour la poursuite appropriée des soins.
Entretien de soutien psychologique ou entretien d'aide	• Le soignant encourage le patient à parler de ses difficultés présentes, de ses craintes à venir et de son vécu. Il est là pour le soutenir, pour prévenir et pour réduire sa souffrance psychique en lien avec le vécu difficile de l'hospitalisation. • Dans le cas où la sortie du patient est proche, cela permet d'encourager son autonomie.
Série d'entretiens de soutien ou relation d'aide	• La relation d'aide doit encourager le patient à remobiliser ses ressources pour qu'il puisse faire à nouveau ses choix de vie et agir par lui-même. • Le patient pourra redonner un sens à sa vie, mettre en place des projets réalisables à court, moyen et long terme et envisager aussi une sortie de l'institution qui lui sera profitable et bénéfique.
Entretien informatif, de conseil, à caractère éducatif ou pédagogique	• Afin de faciliter le bon déroulement des soins, le soignant se doit de répondre aux questions du patient pour l'aider à s'intégrer au mieux à la structure. • Aussi, concernant les soins qui sont prodigués au patient, le soignant explique, montre, et l'informe afin d'obtenir sa coopération dans le cadre d'une meilleure qualité des soins.
Entretien d'investigation, d'enquête, de recherche ou à la demande du médecin	• Le soignant joue ici le rôle d'enquêteur auprès du patient, voire même auprès de sa famille, pour recueillir des informations complémentaires. • Celles-ci sont importantes et nécessaires pour organiser au mieux les soins et le suivi du patient.

PARTIE 8

Soins d'urgence

OUTIL 34

Sécurité incendie

En cas d'incendie, l'infirmier(ère) doit pouvoir adapter sa réaction et ses actions au type de feu. Le tableau ci-dessous a pour but de vous aider dans cette démarche.

L'incendie est une combustion qui engendre de grandes quantités de chaleur, des fumées et des gaz polluants ou toxiques. Le processus de combustion est une réaction chimique d'oxydation de trois éléments : un combustible, un comburant et une énergie d'activation. On parle de **triangle du feu**.

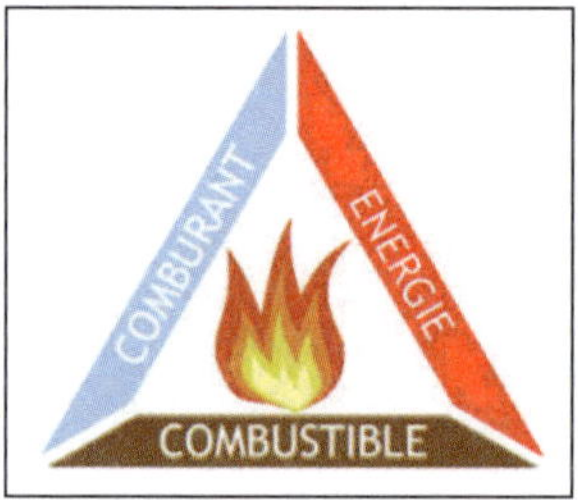

Comburant	Se dit d'un corps qui, en se combinant avec un autre, donne lieu à la combustion de ce dernier. Ex : oxygène de l'air, chlore, eau oxygénée, acide nitrique, péroxydes, etc.
Combustible	Matière capable de brûler au contact de l'oxygène ou d'un gaz contenant de l'oxygène, en produisant une quantité de chaleur utilisable. Ex : gaz (propane, butane), bois, papier, solvant, essence, etc.
Énergie d'activation	Énergie électrique, chimique, solaire, biochimique ou mécanique à l'origine de la combustion.

Le feu est la somme de ces trois éléments. **Supprimer un de ces trois éléments arrête le feu.**

Classes de feux et définition		Agent extincteur	Actions et distance d'utilisation
Classe A Feux de matériaux solides lorsque la combustion se fait avec des braises telles que carton, végétaux, papier, bois, tissu, etc.		Eau pulvérisée	Refroidissement. Distance : 2 à 3 m.
Classe B Feux de liquides ou de solides liquéfiables lorsqu'on est en présence d'hydrocarbures : essence, fioul, pétrole, alcool, peintures, etc.	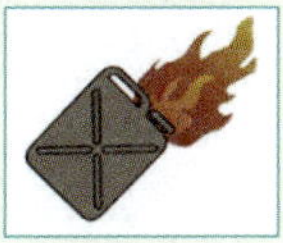	Eau + additif	Étouffement. Distance : 1 m.
Classe C Feux de gaz tels que méthane, acétylène, gaz de ville, butane, propane, etc.	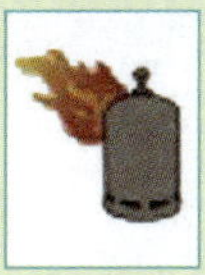	Poudre	
Classe D Feux de métaux tels que : aluminium, potassium, uranium, magnésium, sodium, etc.		Poudres spéciales	
Classe F Feux en lien avec les huiles et les graisses végétales et animales sur les appareils de cuisson : cocotte minute, friteuse, etc.	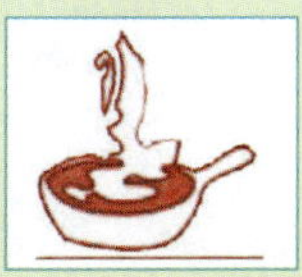	Mousse	Refroidissement Isolement Distance : 2 à 3 m

OUTIL 35

Chariot d'urgence

Le chariot d'urgence se trouve dans tous les services. Il est impératif d'identifier précisément son emplacement et d'en connaître sa constitution afin d'agir et d'intervenir au mieux face à une situation d'urgence qui nécessiterait son ouverture.

1. Présentation générale

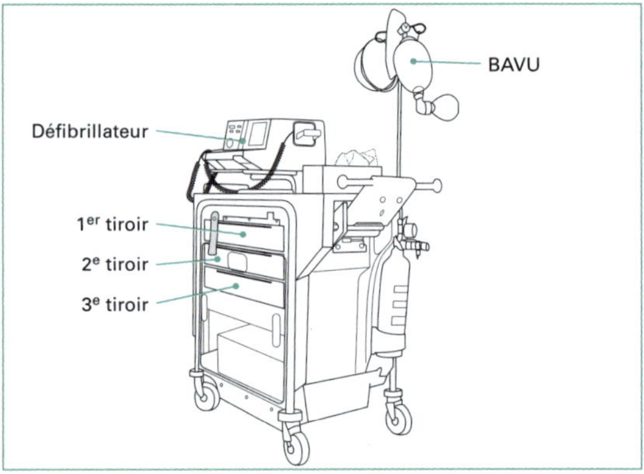

On trouve sur le chariot d'urgence, les éléments ci-dessous :

Le défibrillateur	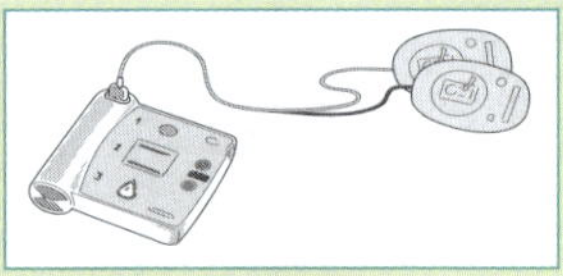
Le conteneur à objet piquant coupant et tranchant	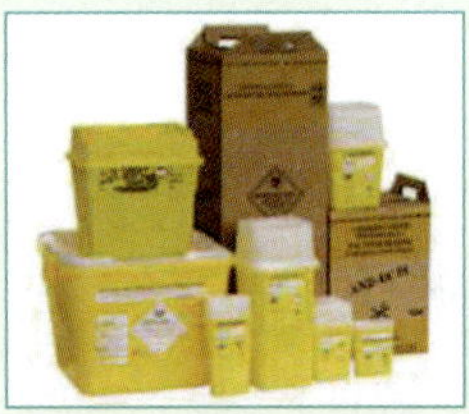

Un ballon autoremplisseur à valve unidirectionnelle (BAVU)	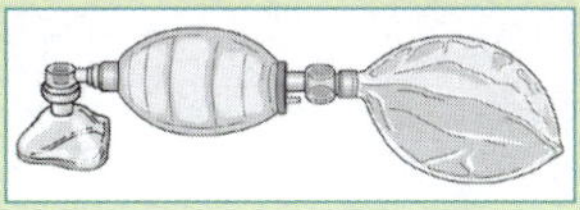
La planche à masser	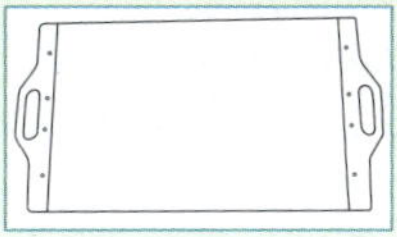

2. Premier tiroir : drogues d'urgence

Atropine® Aspégic® Anéxate® Adrénaline® Atrovent®	Brilique® Bricanyl®	Cordarone® Célocurine® Cyanokit®	Dopamine® Dobutamine®	Étomidate®
Glucagen®	Héparine®	Isoptine® Isuprel®	Loxen® Lovénox® Lasilix®	Midazolam® Métalyse®
Noradrénaline® Narcan®	Plavix® Penthotal® Prasugrel® Propofol® Polaramine® Prodilantin®	Rivotril® Risordan®	Tildiem®	Valium®
Xylocaïne®	G30 %® Kcl 10 %® Nacl® Eppi®			

3. Deuxième tiroir : matériel pour intuber un malade

- Canules de Guédel
- Laryngoscope avec ses lames et des piles
- Xylocaïne® spray et ses embouts et Xylocaïne® gel
- Cordon
- Guide rigide
- Masques de chaque taille
- Sondes d'intubation de chaque taille

4. Troisième tiroir : matériel pour perfuser

- Compresses
- Garrot
- Aiguilles pompeuses
- Seringues de différentes tailles
- Tubulure pour pousse-seringue électrique
- Pansement adhésif de type Tegaderm®
- Cathlon pour pose de perfusion
- Rampes
- Robinet

5. Quatrième tiroir : matériel pour perfuser et aérosol

- Voluven®
- NaCl
- G30 %®
- Lunettes à oxygène
- Masque aérosol
- Masque haute concentration

6. Dernier tiroir

- Tensiomètre manuel
- Stéthoscope
- Poche de contre pression
- Alcool
- Biseptine®
- Gant stérile
- Sonde naso-gastrique et seringue de gavage

OUTIL 36 Que faire en cas d'urgence vitale ?

1. L'obstruction des voies aériennes

Données	Actions	Résultat
La personne ne peut plus parler, essaye de tousser et a la main près du cou, elle est cyanosée, ne respire plus.	• Alerter les secours. • Selon la situation : – si toux : mettre de grosses claques dans le dos en penchant légèrement le malade ; – si enfant : l'allonger sur le ventre au niveau des cuisses, la tête en bas et taper au niveau du dos ; – si pas de toux : faire la manœuvre de Heimlich 5 fois en mettant les mains au niveau du creux xiphoïdien, pencher le malade ; – de prendre le relais si besoin.	• La personne expulse le corps étranger. • Si la personne continue à s'étouffer, on alterne les 5 claques dans le dos et la méthode de Heimlich en attendant l'arrivée des secours. • S'il y a une perte de connaissance, mettre la personne en PLS (*voir outil 37*).

2. En cas de saignement

Données	Actions	Résultat
Écoulement massif de sang, écoulement en grande quantité de sang.	• Alerter les secours. • Ne pas enlever le corps étranger si présent. • Faire une compression en continue sur la plaie (si la personne peut comprimer elle-même, l'inviter à le faire).	• Soit la plaie arrête de saigner. • Soit la plaie continue de saigner, aussi on continue de comprimer et on attend l'arrivée des secours. • Mettre en PLS (*voir outil 37*) si perte de connaissance tout en continuant de comprimer.

3. L'inconscient qui respire

Données	Actions	Résultat
La personne ne répond pas aux questions mais réagit à la stimulation, et surtout, elle respire et elle a un pouls.	• Alerter les secours. • Libérer les voies aériennes (col, cravate, ceinture). • Mettre la personne en position latérale de sécurité (PLS) : attention chez les femmes enceintes, favoriser le côté gauche.	Surveiller en continu la respiration de la personne.

4. L'arrêt cardio-respiratoire

Données	Actions	Résultat
La personne ne parle plus, n'ouvre plus les yeux, ne bouge aucun de ses membres. Puis, il ne respire plus et enfin il n'a plus de pouls.	• Alerter. • Mettre la personne sur un plan dur (le sol ou autre). • Enlever tout ce qui peut serrer (cravate, chemise, ceinture). • S'il y a plusieurs personnes présentes, demander si quelqu'un sait masser, sinon demander de trouver un défibrillateur, et dans un service, faire rapprocher le chariot d'urgence. • Commencer le massage cardiaque (30 compressions).	• Si le cœur reprend, mettre en PLS (*voir outil 37*). • Si pas de reprise de l'activité cardiaque, continuer le massage jusqu'a l'arrivée des secours, savoir passer le relais si une autre personne sait masser.

5. Les brûlures

Données	Actions	Résultat
Lésion de la peau ou des muqueuses par l'exposition à une chaleur intense ou par contact avec un agent physique ou chimique.	• Selon la nature de la brûlure : – extérieure : mettre sous l'eau froide et retirer le vêtement s'il n'est pas collé ; – thermique : mettre sous l'eau à température ambiante, enlever les vêtements s'ils ne sont pas collés à la peau ; – électrique : couper la source d'alimentation électrique avant toute intervention. • Attention : en cas d'ingestion de produits chimiques, ne pas boire de l'eau ni se faire vomir.	Dans tous les cas, attendre les secours.

6. Le malaise

Données	Actions	Résultat
La personne devient toute blanche, elle a la sensation que tout tourne autour d'elle, elle a parfois les oreilles qui se bouchent et il peut également y avoir une sensation de chaleur.	• Allonger et surélever les pieds du patient. • Prendre la glycémie capillaire. • Donner du sucre et de l'eau quand la personne va un peu mieux. • Prendre les constantes.	• Soit la personne va mieux, il faut continuer la surveillance. • Soit la personne ne va pas mieux : la laisser dans cette position.

OUTIL 37

Rappel des gestes de premiers secours

1. Les manœuvres de désobstruction

▶ *Pour un adulte*

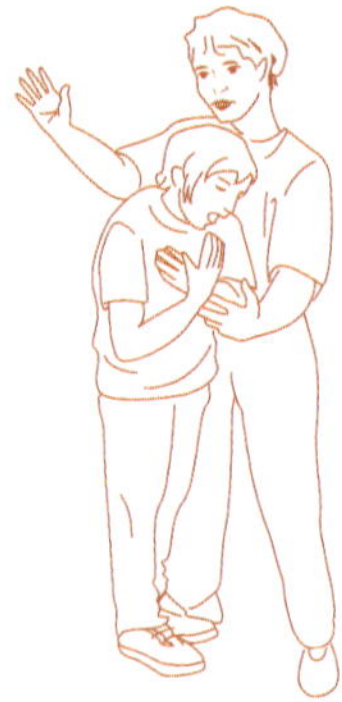

Mettre 5 claques dans le dos

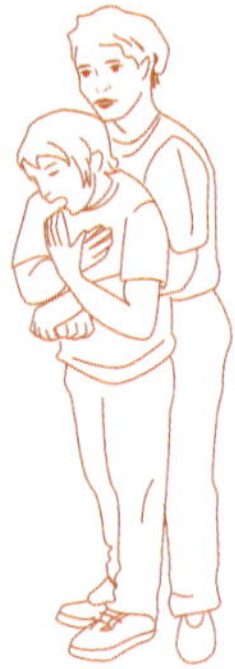

Effectuer la manœuvre de Heimlich

▶ *Pour un enfant*

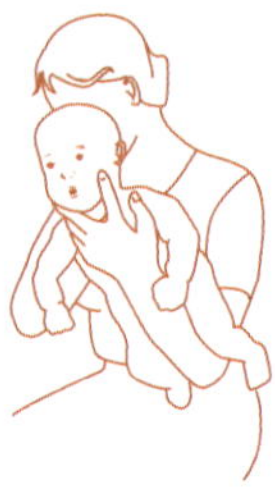

Mettre la tête de l'enfant entre son index et son majeur pour le tenir et le mettre sur sa jambe

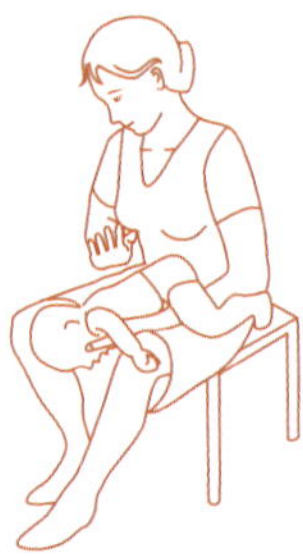

Le mettre en position allongé sur le ventre et effectuer 5 claques dans le dos

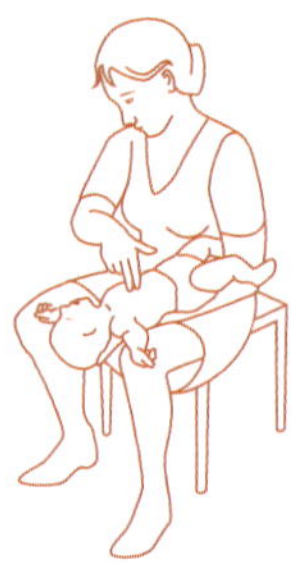

Appuyer avec deux doigts sur le thorax du bébé pour qu'il respire mieux

2. La position latérale de sécurité

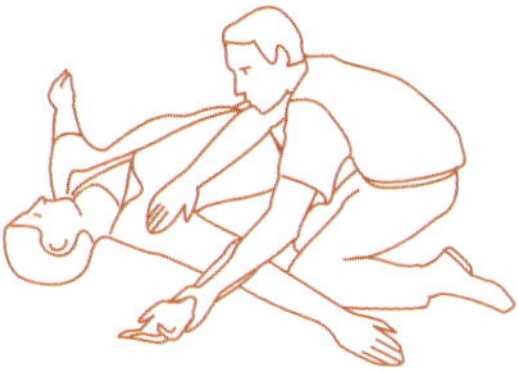

1. Allonger la personne sur le dos, et écarter les deux bras

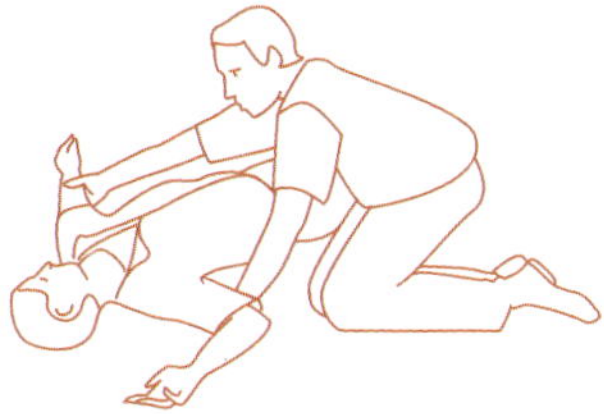

2. Prendre la main de son bras gauche

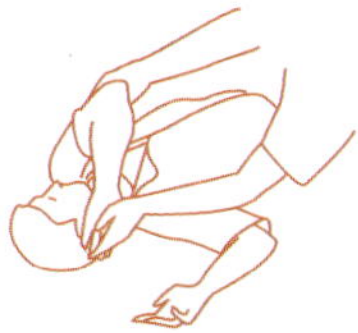

3. La mettre sur son oreille droite

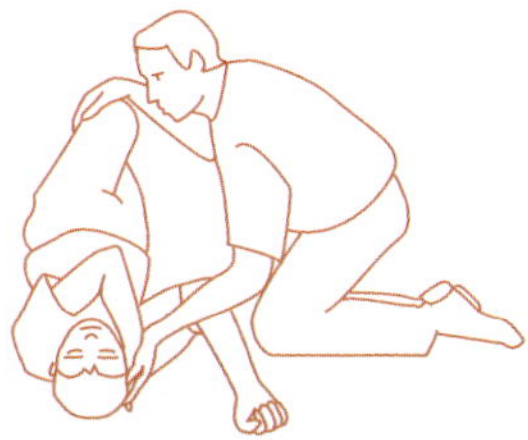

4. Prendre sa jambe gauche

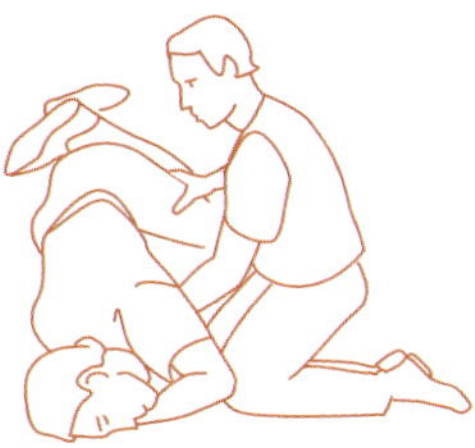

5. Faire glisser le corps vers soi

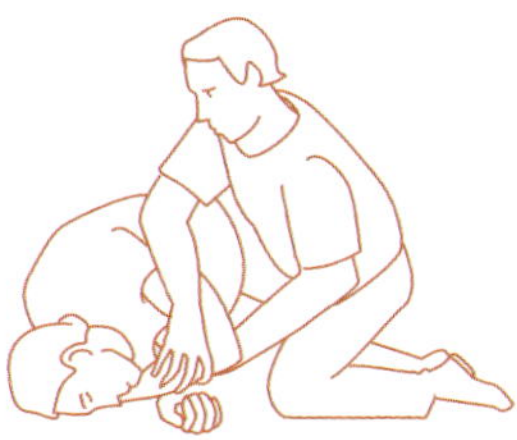

6. Enlever sa main de la tête en laissant la main du patient sous son oreille

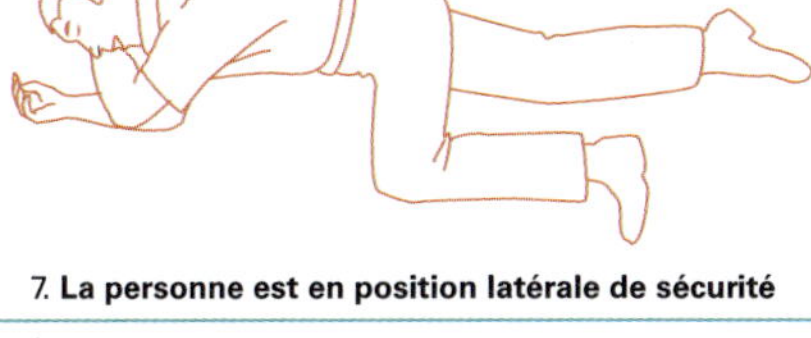

7. **La personne est en position latérale de sécurité**

3. La compression d'une plaie

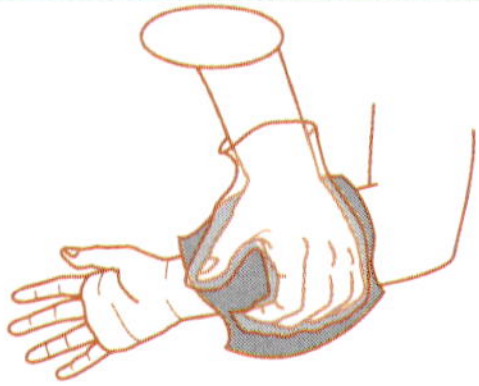

Mettre un tissu (ou autre) sur la plaie pour comprimer

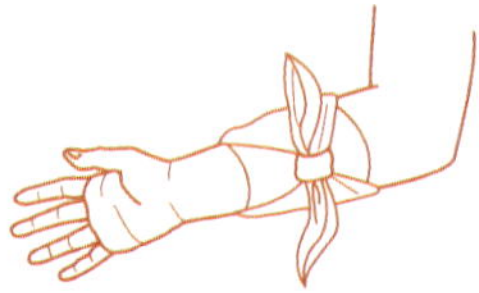

Trouver de quoi maintenir la compression (bande...)

© A.C.R.

4. Le massage cardiaque et la défibrillation

1. Allonger le patient sur le dos.
2. Déboutonner ou enlever son/ses vêtements.
3. Se positionner à genoux à côté de la personne le dos et les bras droits.
4. Effectuer 30 compressions au milieu de la cage thoracique en soulevant ses mains 5/6 cm du corps entre chaque compression.

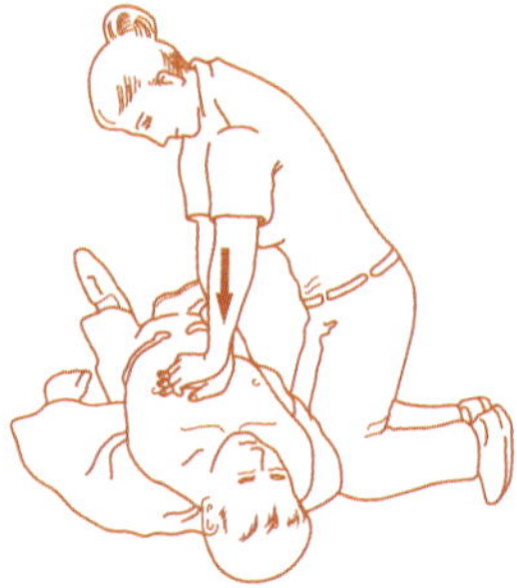

© A.C.R.

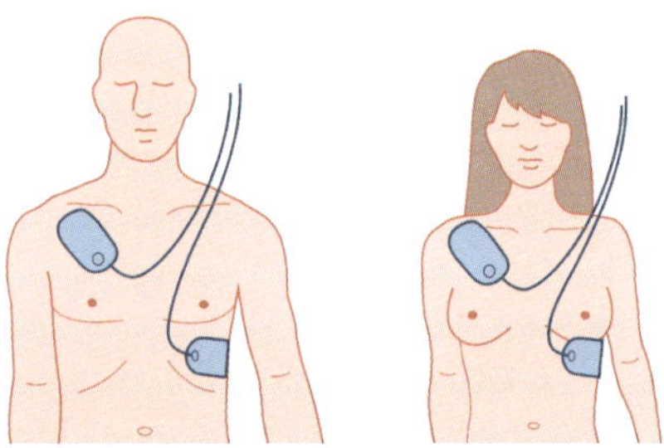

Emplacement des patchs chez un adulte – homme et femme

© A.C.R.

OUTIL
38 Prise en charge des victimes de violence

On aborde ici la prise en charge des victimes d'agressions sexuelle, physique et morale. Les attentats rentrent dans le cadre des violences morales.

1. Les victimes d'agressions sexuelles

Pour toute personne ayant été victime d'une agression sexuelle, il est important d'encourager la victime à déposer plainte.

▶ *La victime souhaite déposer plainte*

- Réaliser les premiers soins suivant la prescription médicale : pilule du lendemain et trithérapie entre autres.
- Suivant la prescription médicale, effectuer les premiers soins en cas de violences physiques en général, par exemple : suturer les plaies s'il y en a, passer des imageries en cas de gros traumatismes. Attention à toujours noter sur un compte rendu médical ce qui a été fait (certificat descriptif des coups et blessures).
- Informer la personne qu'elle ne doit pas se laver, ne pas manger ni boire, ne pas s'essuyer si elle va aux toilettes.
- Mettre les vêtements portés par la personne dans une enveloppe kraft (très important) pour conserver l'ADN de l'agresseur le cas échéant.
- Appeler la police si la victime n'est pas capable de le faire elle-même (avec son accord). Prévenir le responsable légal pour les mineurs et les patients sous tutelle.
- Effectuer une prise en charge psychologique : faire intervenir un psychiatre et mener un entretien d'aide.
- Demander au médecin de rédiger un certificat descriptif des coups et blessures : ce certificat s'adresse aux médecins de l'unité médico-judiciaire des victimes, il permet d'établir les coups et les examens réalisés pour la patiente. Il permettra également de justifier des coups et blessures afin d'établir par la suite un certificat d'incapacité totale de travail (exprimé en jours, et qui a une valeur juridique car selon le nombre de jours d'ITT, la sanction n'est pas la même pour l'auteur présumé).

▶ *La victime ne souhaite pas déposer plainte*

Il faut prendre en charge la victime de la même manière, sauf que l'on enlève le dépôt de plainte et la conservation des affaires.

2. Les violences physiques ou morales

▶ *Définitions*

La violence physique selon l'OMS est l'utilisation de la force physique, de menace à l'encontre des autres ou de soi-même, contre un groupe ou une communauté, qui entraîne ou risque d'entraîner un traumatisme, des dommages psychologiques, des problèmes de développement.

Exemples : les violences conjugales ou la maltraitance chez l'enfant.

La violence morale concerne l'atteinte à la dignité humaine, à l'intégrité morale, de l'atteinte à l'honneur, de la réputation ou de la considération sociale d'une personne ou d'un groupe. Exemple : les personnes victimes d'attentat.

▶ *Prise en charge*

Tout personnel de santé au sein de son service peut être confronté à des patients victimes de violence, qu'elle soit physique et ou morale.

La prise en charge à mettre en place est la suivante :

- favoriser un climat de confiance ;
- mener un entretien d'aide ;
- faire intervenir un psychiatre et un médecin ;
- faire comprendre l'intérêt au patient de déposer plainte. Dans le cas d'un patient mineur ou vulnérable, se concerter avec l'équipe pour mettre en place une mesure de protection (*voir outil 42*).
- si cela relève de la violence physique, soigner la personne suivant les différents traumatismes physiques qu'elle a subis. Puis, ne pas oublier de faire délivrer un certificat descriptif des coups et des blessures par un médecin, qui sera utile pour le dépôt de plaintes.

OUTIL 39 Maltraitances à l'enfant

Dans cet outil, sont regroupés les principaux syndromes de maltraitance à l'enfant. L'infirmier(ère) pourra ainsi mieux les reconnaître et agir en conséquence (signalement).

1. Définition

On entend par maltraitance à l'enfant toutes violences et négligence envers les personnes âgées de moins de 18 ans (mauvais traitements physiques et affectifs, sévices sexuels, etc.). Elle existe dans toutes les classes sociales. Selon la Haute Autorité de Santé, le professionnel de santé n'a pas à apporter la preuve de la maltraitance pour alerter l'autorité compétente. Le mot d'ordre est de protéger l'enfant.

2. Syndrome de Silverman

Syndrome radiologique classique de maltraitance, caractérisé par des fractures multiples d'âge différents, un retard manifeste de prise en charge, une fracture diaphysaire d'un os long (fémur ou humérus) chez un enfant non marchant, des lésions cutanées traumatiques associées. On peut retrouver également des troubles du comportement, des troubles neurologiques inexpliqués, un céphalohématome, l'absence d'explication ou des explications incohérentes voire divergentes de la part des parents.

3. Syndrome du bébé secoué

Le syndrome du bébé secoué est un sous-ensemble des traumatismes crâniens infligés ou traumatismes crâniens non accidentels (TCNA), dans lequel c'est le secouement, seul ou associé à un impact, qui provoque le traumatisme crânio-cérébral. Les secousses en cause sont toujours violentes, produites le plus souvent par une saisie manuelle du thorax du bébé sous les aisselles. Les décélérations brutales antéro-postérieures de la tête sont responsables d'un ballottement du cerveau dans la boîte crânienne et de l'arrachement des veines ponts situées à la convexité. Ce syndrome survient la plupart du temps chez un nourrisson de moins de 6 mois. Chaque année, plusieurs centaines d'enfants en sont victimes en France. Une notion récente est la répétition des épisodes de secouement dans la majorité des cas. La méconnaissance du diagnostic est fréquente et expose au risque de récidive et donc de séquelles sévères persistantes ou de décès.

4. Syndrome de Munschäusen par procuration

Aussi appelé syndrome de Meadow, il est souvent le fait des femmes (95 %) : celles-ci administrent une médication excessive, voire totalement inappropriée dans la plupart des cas, à des personnes vulnérables (leur enfant ou des personnes âgées), incapables de dénoncer ce qu'elles subissent.

Ce syndrome se définit par l'association de 4 critères :
- un trouble pathologique, une maladie, simulée par les parents, sur l'enfant ;
- les parents demandent de nombreuses consultations, examens, et surtout, de nombreuses prescriptions médicamenteuses ;
- les parents disent ne rien savoir de la maladie, ils n'en connaissent aucunement l'origine ;
- les symptômes disparaissent quand les parents et l'enfant sont séparés.

La forme extrême du syndrome peut conduire à des actes chirurgicaux mettant en jeu le pronostic vital. Dans 90 à 95 % des cas, la mère biologique est le parent responsable. Elle travaille souvent en milieu hospitalier ou paramédical. Toutes les couches sociales sont cependant concernées. La mère a un comportement stéréotypé : particulièrement attentionnée, elle s'épanouit en milieu hospitalier, elle est, par son attitude, admirée par le personnel soignant et les autres mères. Elle n'hésite pas à suggérer des traitements et des interventions lourdes.

5. Signalement de maltraitance : loi du 5 mars 2007

La loi n° 2007-293 du 5 mars 2007 réformant la protection de l'enfance poursuit trois objectifs :

– renforcer la prévention ;

– améliorer le dispositif d'alerte et de signalement ;

– diversifier les modes d'intervention auprès des enfants et de leur famille.

Plaçant au cœur du dispositif l'intérêt de l'enfant, elle a aussi pour ambition de renouveler les relations avec les familles.

Cette loi met l'accent sur la nécessité de transmettre à tout moment les informations préoccupantes concernant un enfant en danger ou en risque de l'être.

L'infirmier(ère) qui suspecte un acte de maltraitance doit en informer le médecin qui pourra suivre les recommandations de la Haute Autorité de Santé prévues à cet effet.

OUTIL 40

Numéros utiles

Cet outil permet de savoir qui appeler en cas de besoin. Remplissez-le avec vos propres numéros !

POMPIERS pour tout problème de secours	
POLICE ou **GENDARMERIE** pour tout problème de sécurité ou d'ordre public	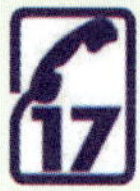
SAMU pour tout problème urgent de santé	
Appel d'urgence européen	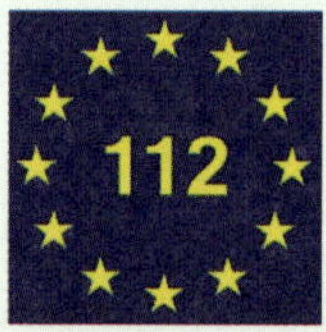
Secours en mer	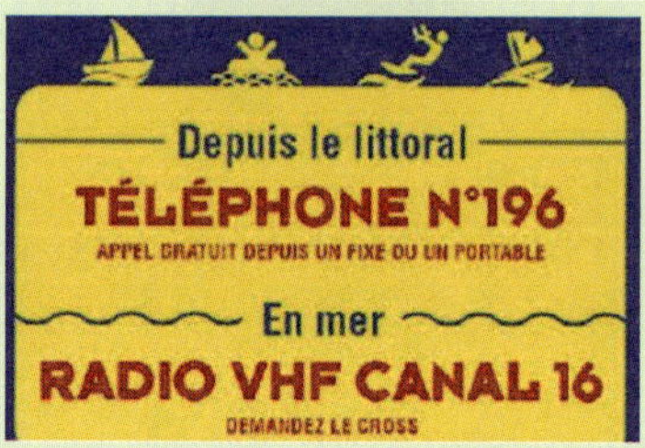

Urgences pour sourds et malentendants	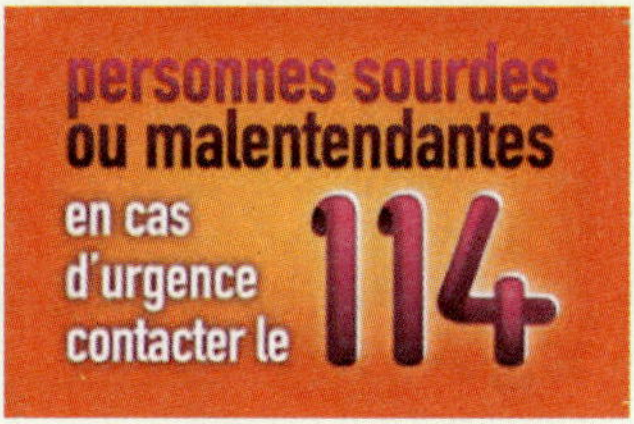
SAMU Social	**115**
Urgence recherche malades *(propre à l'AP-HP)*	**01 40 27 40 27**
Cellule alerte attentat	**197**

Notes

Prise en charge sociale

OUTIL

41 Prise en charge sociale à l'hôpital

La prise en charge sociale du patient doit être connue du soignant pour qu'il puisse faire valoir ses droits ouverts à l'Assurance maladie ou le cas échéant, pour le diriger vers l'Assistance sociale qui pourra éventuellement lui ouvrir des droits selon ses ressources et sa situation personnelle et professionnelle.

Couverture sociale	Signification et condition
Régime général	• Le régime général est donné à tout travailleur salarié. • Il comporte cinq branches : 1. la branche « famille » : gère les prestations familiales et sociales liées au handicap, au logement, au RSA etc. 2. la branche « maladie » : gère les risques maladie, maternité, invalidité et décès ; 3. la branche « accidents du travail et risques professionnels » : gère les accidents du travail et les maladies professionnelles ; 4. la branche « vieillesse » : s'occupe de l'assurance vieillesse et veuvage ; 5. la branche « recouvrement des cotisations sociales » : gère la trésorerie de la Sécurité sociale et coordonne l'action des URSSAF qui, au niveau local, assurent l'encaissement des cotisations et des contributions ; • Chaque branche est gérée par un organisme différent et indépendant financièrement.

Couverture sociale	Signification et condition
Couverture Maladie Universelle (CMU), remplacée en 2016 par la protection universelle maladie (PUMA), supprimant la CMU de base	• Protection universelle maladie. • Permet à tous les usagers d'accéder à une prise en charge et des soins. • Elle est gratuite sauf si les revenus dépassent un certain montant. • Elle permet d'être remboursé en matière de dépense en santé sur la base des tarifs de la Sécurité sociale. • Il reste à la charge du patient : la part complémentaire, le forfait journalier, la participation forfaitaire et les franchises médicales. • Pour l'obtenir il faut : résider en France de manière régulière et stable et ne pas avoir droit à l'Assurance maladie. • La CMU est également attribuée aux personnes du foyer (conjoint, enfants, PACS).
Aide médicale d'État (AME)	• Permet aux étrangers ne disposant pas d'un titre de séjour d'avoir une couverture sociale. Elle prend en charge à 100 % des dépenses de santé en rapport avec les tarifs fixés par l'Assurance maladie. • En présentant cette carte la personne ne paye rien. • Pour y avoir le droit, la personne doit résider en France de manière irrégulière mais de façon stable (plus de 3 mois) et avoir des ressources inférieures à un plafond fixé. • Elle est valable un an (renouvellement chaque année).
Permanence d'accès aux soins de santé (PASS)	• La permanence d'accès aux soins permet l'accès immédiat aux soins pour les personnes en situation de précarité sociale. • Elle est implantée dans les hôpitaux pour un accès facilité aux plateaux techniques. • Pour en bénéficier, la personne doit passer par une consultation médicale couplée à une prise de rendez-vous avec l'assistante sociale qui constituera le dossier.

OUTIL

42 Droits et protection des personnes en santé mentale

Toute personne peut être admise en soins psychiatriques, mais pas sous n'importe quelles conditions. Pour connaître les différents modes d'admission, voici un tableau synthétique pour vous y retrouver.

Réformée par la loi n° 2011-803 du 5 juillet 2011 relative aux droits et à la protection des personnes faisant l'objet de soins psychiatriques et aux modalités de leur prise en charge puis modifiée par la loi n° 2013-869 du 27 septembre 2013, le code de la Santé publique pose le principe du consentement aux soins des personnes atteintes de troubles mentaux, énonce l'exception des soins sans consentement et définit les modalités d'application.

Soins psychiatriques avec consentement du patient, dit aussi soins libres	Se sachant en souffrance mentale, la personne vient d'elle-même se faire hospitaliser avant toute aggravation d'une crise aiguë.
Soins psychiatriques à la demande d'un tiers, en urgence ou non	C'est le cas d'une personne qui présente des troubles mentaux pour lesquels des soins sont nécessaires. Mais, comme le patient ne peut consentir spontanément aux soins, il est fait appel à une tierce personne (en général un membre de sa famille ou de son entourage) pour le faire hospitaliser. La finalité étant d'éviter tout risque d'auto ou hétéro-agressivité.
Soins psychiatriques sur décision du représentant de l'État	Le patient présente des troubles mentaux qui nécessitent des soins et une surveillance médicale constante. Cependant, le patient est dans l'incapacité de consentir aux soins et son comportement présente une atteinte à la sûreté des personnes, ou de façon plus grave une atteinte à l'Ordre public. La décision est rendue par arrêté du préfet.

Modes de placements existants	Caractéristiques essentielles
Soins psychiatriques en cas de péril imminent sans tiers	En cas de danger imminent et dans le cas où il est impossible d'obtenir le consentement d'un tiers, le Directeur de l'établissement de santé mentale peut prononcer une admission en soins psychiatriques, à condition que le certificat soit établi par un médecin extérieur à l'établissement d'affectation du patient.

La loi n° 2007-308 du 5 mars 2007 portant réforme de la protection juridique des majeurs prévoit des modes de protection différenciées pour les personnes atteintes d'une altération de leurs facultés personnelles.

Degrés de contrainte	Définitions
Tutelle	Le régime de la tutelle s'applique à une personne qui a besoin d'être représentée de manière continue dans les actes de la vie civile. Cela suppose une altération grave des facultés mentales ou corporelles. C'est le régime de protection le plus contraignant et le plus lourd à mettre en œuvre. La personne incapable d'accomplir elle-même les actes de la vie civile est représentée d'une manière continue. Le majeur placé en tutelle doit être protégé tant au niveau de sa personne que de ses biens. Une tutelle ne peut en aucun cas être prononcée pour « déviance sociale ». La personne sous tutelle doit recevoir une information adaptée à son degré de compréhension quant aux conséquences et aux risques d'un examen, d'un traitement ou d'une intervention. Le tuteur reçoit également une information précise de la part du médecin. Le majeur en tutelle peut refuser un acte, le médecin est tenu de respecter ce refus sauf danger immédiat pour sa vie.
Curatelle	Ce régime s'applique à une personne qui, sans être hors d'état d'agir elle-même, a besoin d'être assistée ou contrôlée dans les actes de la vie civile. Le majeur placé en curatelle doit être protégé tant au niveau de sa personne que de ses biens.
Sauvegarde de justice	Il s'agit d'une mesure temporaire destinée à protéger le majeur face à un risque de dilapidation de son patrimoine et à des actes qui seraient contraires à son intérêt.

OUTIL

43 Les huit étapes à suivre lors du décès d'un patient

Le décès d'un patient reste une épreuve douloureuse à la fois pour la famille bien sûr mais aussi pour les soignants.
La prise en charge du corps du défunt répond à des exigences familiales préétablies mais aussi à des exigences religieuses que les soignants se doivent de respecter.

Voici une liste (non exhaustive) de ce qu'il est possible de faire :

1 – Selon leurs volontés, informer la famille du décès.

2 – Informer l'État civil.

3 – Préparation du corps, c'est-à-dire :
- retrait de tout dispositif médical ;
- fermeture des plaies ;
- toilette mortuaire avec mise en place des protections ;
- fermeture des yeux et de la bouche avec le matériel mis à disposition dans les kits prévus à cet effet ;
- enveloppement du corps et mise en place des draps.

4 – Identification du décédé : bracelet d'identité + fiche.

5 – Inventaire des effets personnels réalisé par deux soignants. Cet inventaire est daté et signé.

6 – Permettre aux proches de se recueillir auprès du corps, dans une chambre rangée et en mettant à leur disposition des chaises, des bouteilles d'eau, etc.

7 – Donner la fiche d'information à la famille pour les démarches administratives.

8 – Transférer le corps vers la chambre mortuaire avec l'aide des brancardiers.

PARTIE 10

Qualité des soins

OUTIL

44 Ordre des tubes lors de prélèvements veineux

Lors d'un prélèvement de sang veineux, il est important et indispensable de respecter l'ordre des tubes selon le schéma ci-dessous. Le cas échéant, cela peut altérer l'interprétation des tubes suivants.

NB : Lorsque le dispositif utilisé pour prélever ne propose pas d'ailettes, il n'est pas nécessaire de purger.

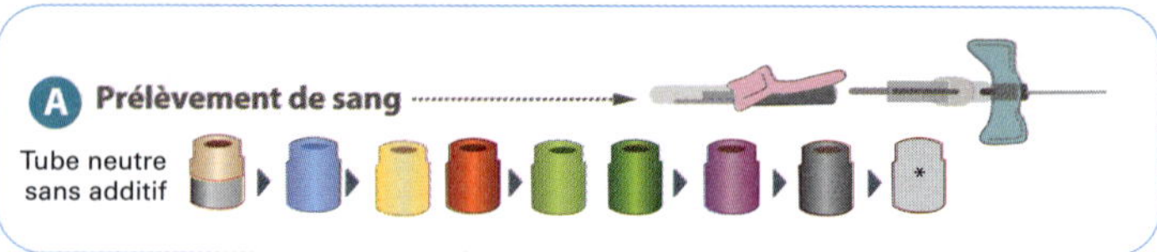

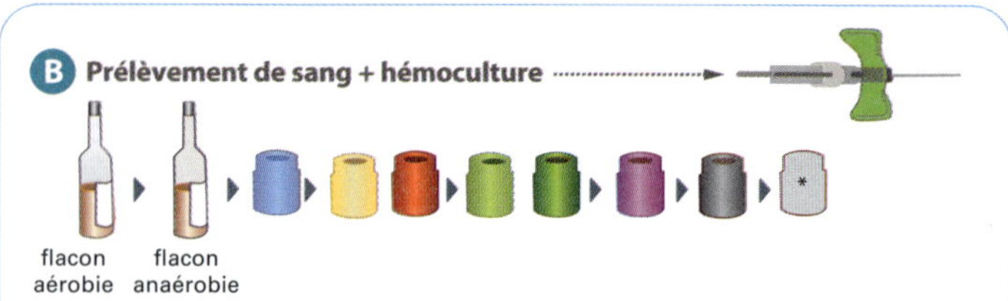

** Autres tubes : ACD, VS, Aprotinine et tube thrombine (toujours en dernier)*

OUTIL 45

Gestes indispensables à connaître

Vous retrouverez tous ces gestes indispensables dans la quasi-totalité des services dans lesquels vous évoluerez.

Gestes	Utilité du geste
Prélèvement sanguin	Permet de recueillir des éléments figurés du sang afin de nous aiguiller sur l'état biologique du patient.
Pose de voie veineuse périphérique	Permet d'avoir un garde-veine et de faire passer le médicament le plus vite possible par voie intraveineuse. Il est conseillé de toujours perfuser avec le plus gros cathlon possible au cas où on aurait besoin de faire passer de grosses molécules. Cathéters courts : – 24 G, cathéter jaune – 22 G, cathéter bleu – 20 G, cathéter rose – 18 G, cathéter vert – 16 G, cathéter gris – 14 G, cathéter orange
Pose de perfusion avec bilan	Permet de poser une voie veineuse périphérique et de réaliser un prélèvement veineux avant. L'avantage étant de piquer le patient une seule fois.
Gaz du sang	Renseignent sur les échanges gazeux du sang. Très utiles pour les personnes qui ont des problèmes respiratoires.
Injection intra-musculaire	Permet d'injecter un produit dans le muscle. L'injection se fait dans le muscle fessier (quart supéro-externe) ou dans le deltoïde (bras) ou dans le muscle vaste externe (cuisse). Très utilisée en psychiatrie.
Injection sous-cutanée	Permet de prélever du sang pour les hémoglucotest par exemple. Très utilisée pour les vaccins.
Injection intra-dermique	Ex : TuberTest.
Sonde naso-gastrique	Permet soit de nourrir un patient qui est dénutri, soit d'être mis en aspiration quand le patient a un problème d'évacuation.

Gestes	Utilité du geste
Sonde urinaire femme et homme	Elle permet de vider la vessie du patient lorsque ses sphincters urinaires ne fonctionnent plus correctement, ou chez le patient sédaté qui n'a plus de contrôle des muscles : la sonde lui permet d'évacuer les urines. Attention, chez l'homme le premier sondage est fait par le médecin pour éviter toute atteinte de la prostate.
Ablations de fils	À 7 jours pour les parties du corps et 10 jours pour le visage. Attention, le soin est réalisé par le soignant en stérile. Bien regarder la plaie avant d'enlever les points.
Ablations d'agrafes	Même utilisation que pour les fils sauf que la présentation change et qu'on utilise une pince ôte-agrafe.
Ablation de drain	Quand le drain ne donne plus de sécrétion, c'est qu'il n'est plus utile, il faut donc l'enlever. Il s'agit d'un soin à réaliser sur prescription médicale.
Méchage	Permet de favoriser la cicatrisation par étapes lorsqu'il y a un orifice béant dans la peau. Ce soin est réalisé en stérile. Le pus doit être évacué.
Pose d'oxygéno-thérapie	Permet d'aider le patient à respirer lorsque celui-ci présente des difficultés à le faire par lui-même, dès lors que sa saturation en oxygène n'est pas dans les normes.
Transfusion	**Étape 1 :** Contrôle à réception. **Étape 2 :** Contrôle prétransfusionnel ultime. → Règle d'or : Unité de lieu, unité de temps, unité d'action. **Étape 3 :** Lecture de la carte de correspondance en 4 étapes : – *introduction :* « Les antigènes se trouvent à la surface des hématies et les anticorps se trouvent dans le plasma du patient et dans les sérums tests. Il y a réaction d'agglutination lorsque l'anticorps connu rencontre son antigène correspondant. » – *lecture verticale :* identification du groupe sanguin du patient + identification du groupe sanguin du concentré globulaire. On met le sang du patient en présence des anticorps et on regarde s'il y a agglutination ou non. Ensuite, on s'occupe du culot. – *lecture horizontale :* c'est ici qu'on voit s'il y a compatibilité ou pas. – *conclusion :* puis-je transfuser ou non ? Dire pourquoi.

OUTIL

46 Les plaies

La prise en charge d'une plaie requiert des soins spécifiques dans le but de favoriser la cicatrisation et de limiter les conséquences esthétiques. Selon sa localisation et selon l'état de santé du patient ainsi que ses antécédents médicaux, l'infirmier(ère) doit optimiser les soins suivant les protocoles du service, réaliser des transmissions précises sur l'évolution et adapter sa conduite dans l'optique d'une meilleure guérison.

Une plaie est une lésion cutanée, plus ou moins profonde, qui peut être causée par une blessure, par une brûlure ou par une intervention chirurgicale.

Par l'observation, on peut déterminer plusieurs types de plaies.

Plaies	Conduite à tenir
Plaie bourgeonnante : elle se caractérise par des bourgeons charnus rouges, brillants et humides. 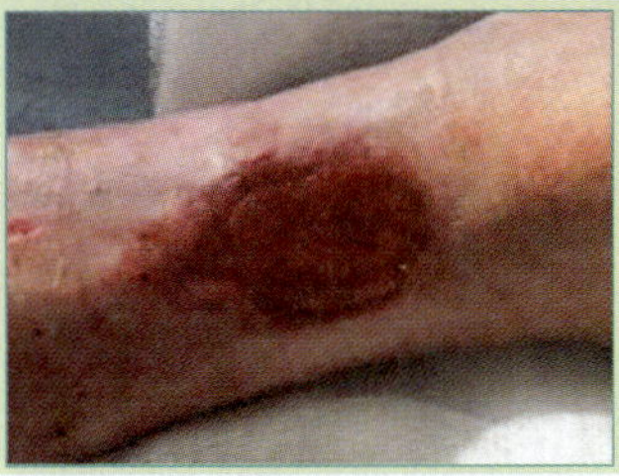	Plaie peu exsudative : mettre du tulle gras pour ramollir la plaie. Plaie très exsudative : mettre des pansements qui libèrent des ions d'argent.
Plaie fibrineuse : elle se caractérise par un exsudat de couleur jaunâtre humide et adhérent. 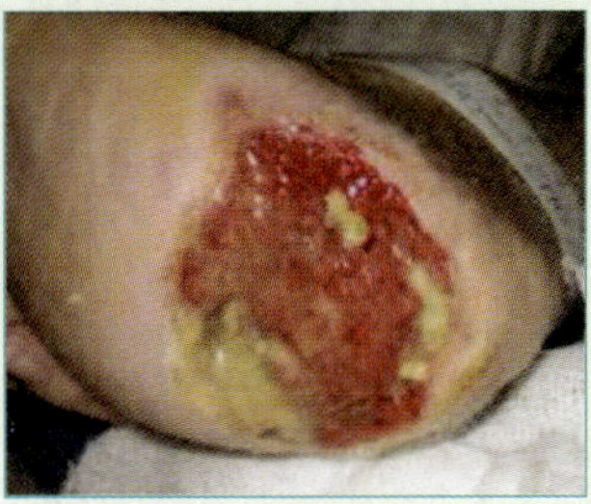	La fibrine empêche la bonne cicatrisation de la plaie c'est pour cette raison qu'il faut la cureter jusqu'à vascularisation des tissus sous-jacents.

<table>
<tr><th>Plaies</th><th>Conduite à tenir</th></tr>
<tr><td>Plaie infectée : elle se caractérise par une inflammation des tissus de type rougeur, douleur, chaleur, œdème ainsi que par du pus. Elle est souvent malodorante.
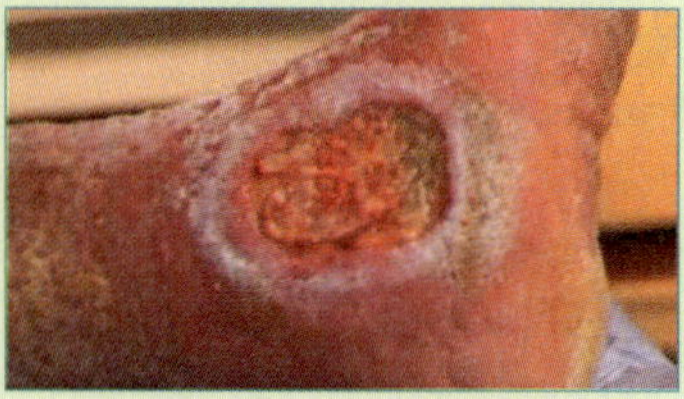</td><td>Le patient doit être apyrétique, le cas échéant il va falloir traiter la plaie avec une crème antibiotique locale.

Les pansements adaptés seront au charbon, à l'argent, hydrofibres ou avec des tulles bétadinés.</td></tr>
<tr><td>Plaie nécrosée : elle se caractérise par du tissu cutané de couleur noire qui peut former une croûte. La plaie peut être sèche et molle et elle ne présente pas d'exsudats.
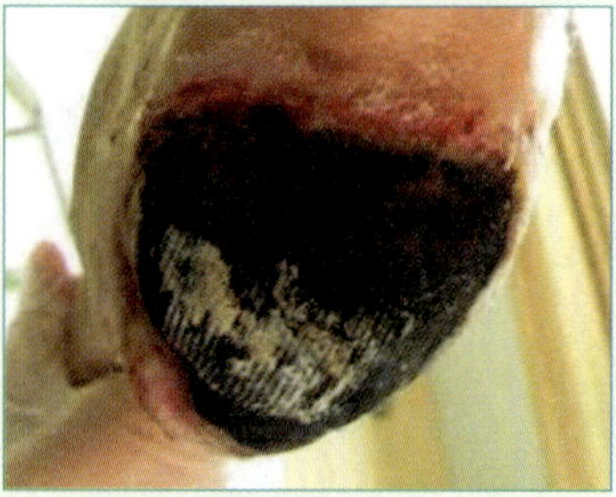</td><td>L'idéal est de ramollir puis d'exciser la nécrose pour arriver à une vascularisation de la plaie. Surveiller la nécrose pour qu'elle gagne pas du terrain.

La nécrose sera traitée par application quotidienne de vaseline ou bien par un hydrogel sous hydrocolloïde.</td></tr>
</table>

OUTIL

47 Électrocardiogramme et les dix-huit dérives

L'électrocardiogramme fait partie du protocole d'accueil des patients aux Urgences dans certains hôpitaux. Il est réalisé sur les personnes qui présentent des antécédents cardiaques, mais aussi sur les personnes chez qui un traitement par voie veineuse peut perturber l'activité électrique du cœur : dans ce cas, un ECG est réalisé avant la pose du traitement et après l'administration de ce traitement.

L'électrocardiogramme nous permet de connaître l'activité électrique du cœur.

Il faut demander aux patients lors de l'examen de ne pas bouger, ne pas parler et de se décontracter le plus possible. Dans le cadre de cet examen, le patient est en position décubitus dorsal strict.

1. ECG classique

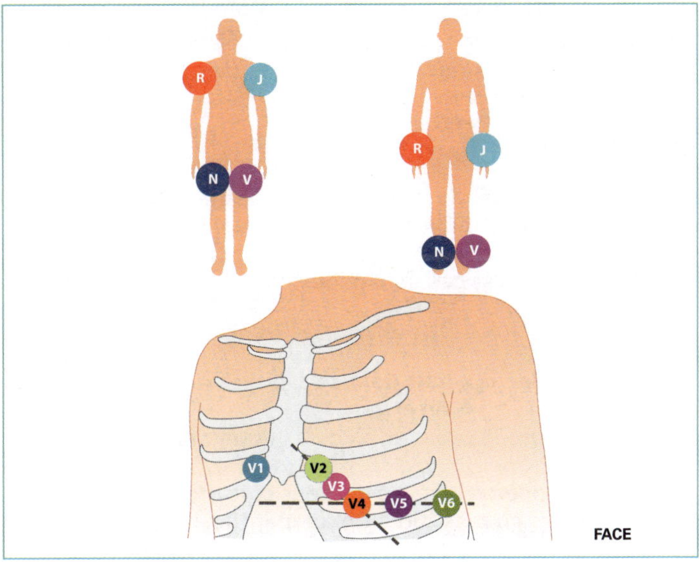

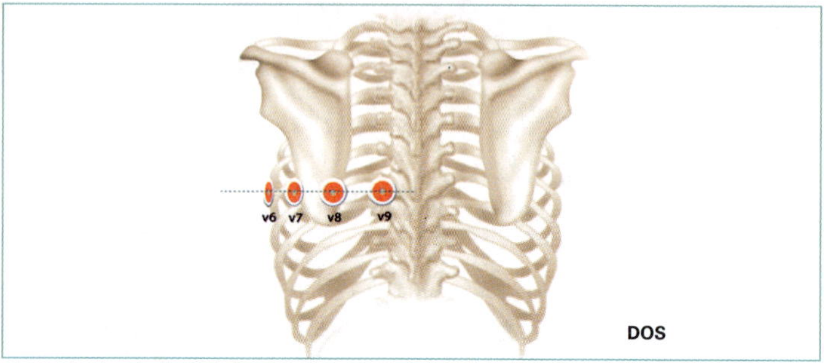

© A.C.R.

Le schéma montre l'emplacement précis des électrodes pour le tracé de l'activité cardiaque. Cet examen est réalisé au lit du patient qui se trouve en position allongée stricte. Il aura préalablement retiré ses bijoux aux poignets s'il en porte.

Moyen mnémotechnique :

- à droite : « le **rouge** et le **noir** ». L'électrode de couleur **rouge** sur le poignet droit et celle de couleur **noire** sur l'intérieur de la cheville droite ;
- à gauche : « le **soleil** sur la **prairie** ». L'électrode de couleur **jaune** sur le poignet gauche et celle de couleur **verte** sur l'intérieur de la cheville gauche.

2. ECG dé de long

Pour avoir un **ECG dé de long**, laisser les électrodes comme sur l'ECG normal, puis mettre l'ECG en mode manuel et appuyer sur bouton « ON » pour le lancer quand le médecin vous le dit. S'il n'est pas là, 5 pages d'ECG sont requises.

3. ECG, les dix-huit dérives

Pour **l'ECG, les dix-huit dérives** : laisser en place les électrodes rouge, noir, jaune et vert.

Placer toujours le premier patch à la quatrième intercostale côté droit.

Placer le deuxième juste en dessous côté droit et le troisième à coté, toujours du côté droit. Concernant les trois derniers, les placer dans le dos du patient sur la ligne des côtes.

OUTIL

48 Prise en charge de la douleur

La prise en charge de la douleur du patient relève du rôle propre de l'infirmier(ère) conformément à l'article R. 4311-2 du code de la Santé publique qui stipule que : « les soins infirmiers, préventifs, curatifs ou palliatifs […] ont pour objet […] de participer à la prévention, à l'évaluation et au soulagement de la douleur… ».

Considérée comme subjective et différente d'une personne à une autre, la douleur est une sensation pénible se manifestant sous différentes formes, d'intensité et d'extension variables. Elle est associée à des lésions tissulaires, réelles ou potentielles, ou décrites comme si ces lésions existaient.

Une douleur se définit selon son site, son type, diffuse ou localisée, son intensité, sa périodicité et son caractère : elle peut être pulsatile, battante, lancinante, en éclair, avoir une nature de crampe ou de colique.

Il existe différents types de douleurs : aiguë, chronique, nociceptive, neurogène, psychogène ou fonctionnelle.

Plusieurs échelles permettent d'évaluer et de prendre en charge la douleur.

1. Échelle Visuelle Analogique (EVA)

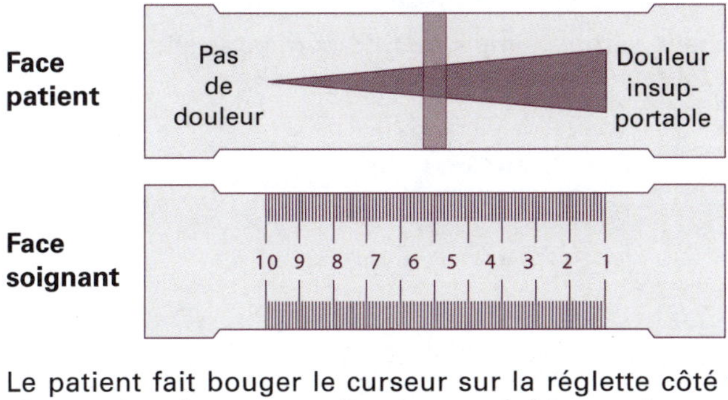

Le patient fait bouger le curseur sur la réglette côté face patient, et le soignant peut lire de son côté le nombre correspondant, ce qui lui permet de déterminer la souffrance du patient.

2. Échelle numérique

Pas de douleur	**0**	**1**	**2**	**3**	**4**	**5**	**6**	**7**	**8**	**9**	**10**	**Douleur maximale imaginable**

Le patient doit quantifier sa douleur sur une échelle virtuelle allant de 0 à 10.

3. Échelle *Face Pain Scale*

Échelle des visages pour l'enfant à partir de 4 ans

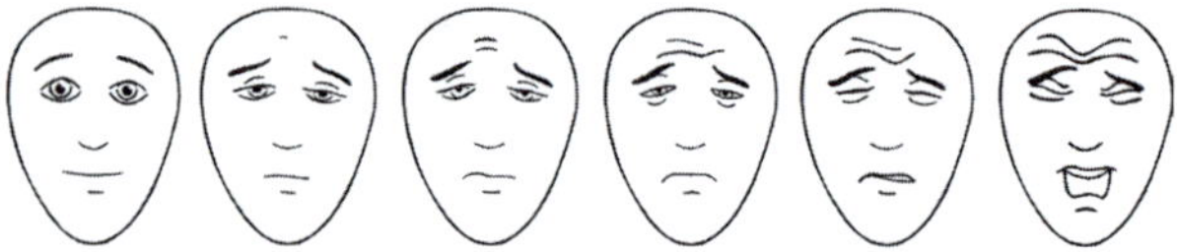

« Ces visages montrent combien on peut avoir mal. Ce visage (*montrer celui de gauche*) montre quelqu'un qui n'a pas mal du tout. Ces visages (*les montrer un à un de gauche à droite*) montrent quelqu'un qui a de plus en plus mal, jusqu'à celui-ci (*montrer celui de droite*), qui montre quelqu'un qui a très très mal. Montre-moi le visage qui montre combien tu as mal en ce moment. »

4. Échelle verbale simple (EVS)

L'échelle verbale simple ou EVS permet de situer l'intensité de la douleur du patient selon 5 critères :

- ❑ Absence de douleur
- ❑ Douleur faible
- ❑ Douleur modérée
- ❑ Douleur intense
- ❑ Douleur extrêmement intense

5. Évaluation Enfant Douleur (EvEnDol)

Voir tableau page 121.

6. Algoplus (douleur aiguë chez la personne âgée)

Voir tableau page 122.

Évaluation Enfant Douleur (EvEnDol)

Antalgique

Nom :	Signe absent	Signe faible ou passager	Signe moyen ou environ la moitié du temps	Signe fort ou quasi permanent	Évaluation à l'arrivée		Évaluations suivantes Évaluations après antalgique			
					au repos au calme (R)	à l'examen ou la mobilisation (M)	R / M	R / M	R / M	R / M
Expression vocale ou verbale										
pleure *et/ou* crie *et/ou* gémit *et/ou* dit qu'il a mal	0	1	2	3						
Mimique										
a le front plissé *et/ou* les sourcils froncés *et/ou* la bouche crispée	0	1	2	3						
Mouvements										
s'agite *et/ou* se raidit *et/ou* se crispe	0	1	2	3						
Positions										
a une attitude inhabituelle *et/ou* antalgique et/ou se protège *et/ou* reste immobile	0	1	2	3						
Relation avec l'environnement										
peut être consolé *et/ou* s'intéresse aux jeux *et/ou* communique avec l'entourage	normale 0	diminuée 1	très diminuée 2	absente 3						
Remarques				**Score total /15**						
				Date et heure						
				Initiales évaluateur						

ECHELLE **ALGOPLUS**

Evaluation de la douleur

Echelle d'évaluation comportementale
de la **douleur aiguë** chez la personne âgée
présentant des troubles
de la communication verbale

Identification du patient

Date de l'évaluation de la douleur	....../....../......		....../....../......		....../....../......		....../....../......		....../....../......		....../....../......	
Heure	.......h		.......h		.......h		.......h		.......h		.......h	
	OUI	**NON**	**OUI**	**NON**	**OUI**	**NON**	**OUI**	**NON**	**OUI**	**NON**	**OUI**	**NON**
1 • Visage Froncement des sourcils, grimaces, crispation, mâchoires serrées, visage figé.												
2 • Regard Regard inattentif, fixe, lointain ou suppliant, pleurs, yeux fermés.												
3 • Plaintes « Aie », « Ouille », « J'ai mal », gémissements, cris.												
4 • Corps Retrait ou protection d'une zone, refus de mobilisation, attitudes figées.												
5 • Comportements Agitation ou agressivité, agrippement.												
Total OUI	/5		/5		/5		/5		/5		/5	
Professionnel de santé ayant réalisé l'évaluation	❑ Médecin ❑ IDE ❑ AS ❑ Autre Paraphe		❑ Médecin ❑ IDE ❑ AS ❑ Autre Paraphe		❑ Médecin ❑ IDE ❑ AS ❑ Autre Paraphe		❑ Médecin ❑ IDE ❑ AS ❑ Autre Paraphe		❑ Médecin ❑ IDE ❑ AS ❑ Autre Paraphe		❑ Médecin ❑ IDE ❑ AS ❑ Autre Paraphe	

OUTIL 49 Régimes alimentaires

Dans le cadre d'une prise en charge adaptée du patient, il est conseillé de s'assurer du régime alimentaire qu'il suit, soit pour des raisons médicales, soit pour des raisons personnelles. Et ce, afin de pouvoir transmettre des informations précises au service hôtelier et à la diététicienne pour la préparation des repas.

Dès lors qu'un patient est concerné par un régime alimentaire en lien avec ses pathologies, ce régime relève d'une prescription médicale.

Principaux régimes existants et patients concernés	Quels sont les aliments dont la consommation est permise ?	Quels sont les aliments dont la consommation est à éviter ?
Le régime sans sel appelé aussi régime hyposodé : il concerne les patients souffrant d'hypertension artérielle, d'insuffisance rénale ou cardiaque, d'œdèmes ou dès lors qu'un traitement sous corticothérapie est mis en place.	• Produits laitiers : lait, yaourts et fromages blancs. • Féculents : pain et biscottes sans sel. • Fruits frais, légumes (frais ou surgelés). • Œufs, viande et poisson frais. • Pâtisseries et confitures faites maison, en limitant l'ajout de sucre et de sel.	Tous les aliments et toutes les boissons qui contiennent du sel : pain et biscottes, charcuteries, jambons, fruits secs, eau gazeuse, moutarde, ketchup, viandes et poissons fumés, pâtisseries du commerce, crustacés et fromage.
Le régime antidiarrhéique : il concerne les patients présentant des selles liquides.	• Tous les féculents, légumes et fruits suivants : riz, semoule, pâtes, pommes de terre cuites, tapioca, carottes, bananes mûres, compotes pomme-banane ou compotes pomme-coing. • Poissons et volailles. • Eau, infusions, eau de cuisson du riz.	• Riz complet, pain complet. • Fèves, haricots secs, lentilles, pois secs, pois chiches, pois entiers. • Jus de fruits. • Légumes crus ou cuits sauf ceux cités dans les aliments autorisés.

Principaux régimes existants et patients concernés	Quels sont les aliments dont la consommation est permise ?	Quels sont les aliments dont la consommation est à éviter ?
Le régime diabétique dit aussi régime sans sucre ou régime hypoglucidique : il concerne les patients diabétiques ainsi que les personnes sous corticothérapie.	• Les céréales, le riz et les pâtes seront à consommer avec modération. • Les viandes maigres telles que : veau, volaille, bifteck ainsi que les poissons et les œufs.	• Sucre et produits sucrés. • Viandes en sauce. • Charcuteries et potages industriels. • Fruits secs. • Sirop, pâtisseries, bonbons, chocolats, glaces, jus de fruits et alcool.
Le régime sans résidus : il concerne les patients souffrant de diarrhées, de la maladie de Crohn, de rectocolite hémorragique, de troubles digestifs. Il concerne aussi les patients se préparant à des examens du tube digestif.	• Viandes blanches et poissons grillés ou rôtis. • Jambon blanc. • Graisse crue telle que le beurre, la margarine au tournesol, l'huile. • Œufs durs, coque ou mollet. • Pâte, riz, semoule. • Potages maisons. • Fromages à pâte cuite tels que gruyère, cantal, édam, comté, beaufort, gruyère, tomme, etc.	• Lait, yaourts et fromages blancs. • Fromages à pâte molle (camembert, reblochon, munster, bleu, etc.). • Sauce béchamel, graisse cuite, friture, crème fraîche • Légumes secs, légumes verts et pommes de terre. • Fruits cuits et crus et confitures. • Charcuteries • Boissons gazeuses.
Le régime hypolipidique : il concerne les patients souffrant d'hypercholestérolémie, d'insuffisance pancréatique, d'insuffisance biliaire.	• Viandes et poissons. • Fromages 0 %. • Graisses végétales crues. • Fruits frais.	• Viandes et poissons gras. • Œufs. • Lait. • Sucre.

OUTIL
50 Différents types d'imageries

Cet outil est proposé pour connaître non seulement les examens pouvant être prescrits au patient, mais aussi les préparations à anticiper, à faire au moment de l'examen et à prévoir après l'examen.

Types d'imagerie et définitions	Synthèse des recommandations faites au patient
Angiographie Enregistrement radiographique explorant l'anatomie des vaisseaux et des artères grâce à l'injection d'un produit de contraste opaque aux rayons X. Il existe : angiographie cérébrale, angiographie oculaire, angiographie pulmonaire, angiographie rénale, angiographie des coronaires, angiographie fémorale ou angiographie veineuse. Exemple d'un angiographe vasculaire : 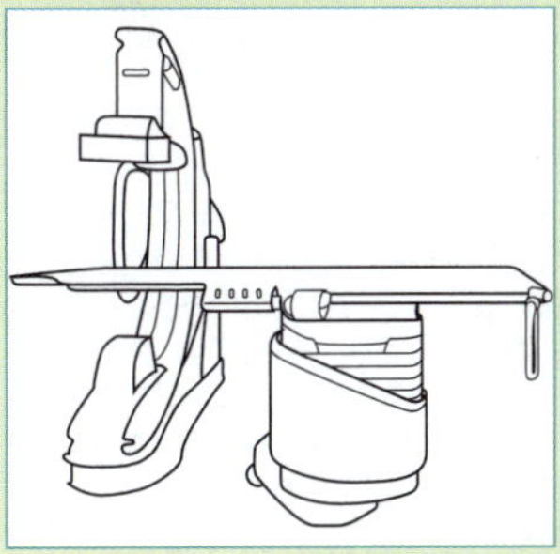	**Avant** • À jeun 6 h avant car risque de nausées à l'injection du produit de contraste • Protocole anti-allergique pour les patients évoquant une notion d'allergie à l'iode, 3 jours avant l'examen • Prévoir bilan sanguin : taux urée, créatinine, hémostase • Pose de voie d'abord périphérique sur prescription médicale **Pendant** • Le patient doit pouvoir coopérer en gardant une immobilité totale • Surveillance du patient : faciès, évaluation de la douleur, le rassurer **Après** • Surveillance des constantes • Surveillance de la diurèse pour élimination du produit • Surveillance de la perfusion et du point de ponction – Prévoir électrocardiogramme afin de dépister les troubles du rythme cardiaque • Surveillance neurologique selon le type d'angiographie • Faire boire le patient pour qu'il élimine le produit de contraste

Types d'imagerie et définitions	Synthèse des recommandations faites au patient
Radiographie Examen radiologique par utilisation de rayons X. Il existe plusieurs types d'examens : radiologie pulmonaire, urinaire, digestive, osseuse, articulaire, rachidienne ou abdomen sans préparation. 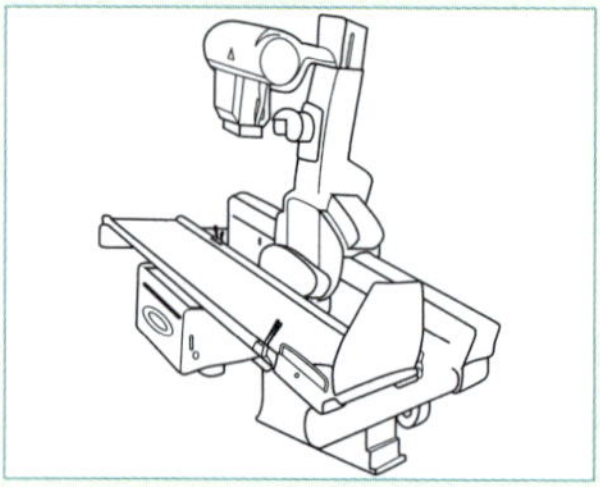	**Avant** • Retirer bijoux, appareils dentaires et/ou auditifs pour éviter le risque d'artéfact • Vérifier que la demande est remplie avec le motif mentionné ainsi que les incidences • Protection par un tablier pour tout personnel soignant **Pendant** Plusieurs clichés (face, profil, debout, couché) selon la demande **Après** Si besoin, aider le patient à se rhabiller
Scanner avec injection Examen radiologique, utilisant des produits de contraste permettant de visualiser les structures osseuses, le cerveau et son système vasculaire. 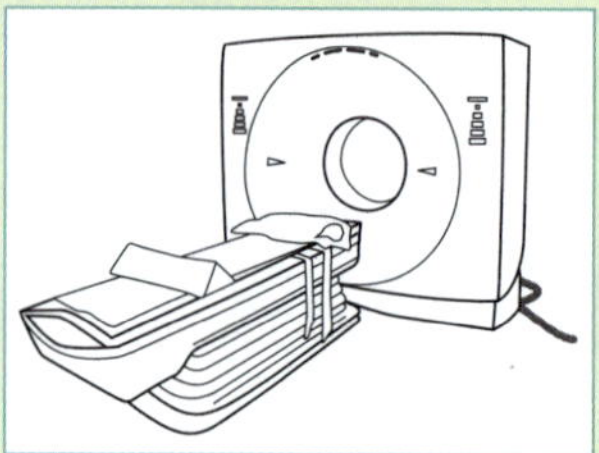	**Avant** • Mesurer le taux de créatinine pour s'assurer qu'il est dans les normes • Vérifier que le patient ne fait pas d'allergie à l'iode • À jeun 3 h avant afin d'éviter tout vomissement lors de l'injection de produit de contraste • Les médicaments habituels peuvent être pris, sauf si le patient est sous antidiabétiques oraux (biguanides) • Il doit les arrêter le jour de l'examen et doit les reprendre 48 h après sinon le risque de faire une insuffisance rénale est majoré • Enlever tous les objets métalliques • Pose d'une voie veineuse périphérique selon prescription médicale • Expliquer au patient que cet examen dure environ 30 min et qu'il ne devra pas bouger, qu'une impression de chaleur peut faire suite à l'injection du produit de contraste

Types d'imagerie et définitions	Synthèse des recommandations faites au patient
Scanner avec injection (suite)	**Pendant** • Parler au patient pour le rassurer • Surveiller la tolérance du produit de contraste • Surveiller la voie veineuse périphérique : absence de douleur, chaleur, rougeur et d'œdème au niveau du point de ponction **Après** Encourager le patient à boire de l'eau pour éliminer le produit de contraste
Imagerie par résonance magnétique (IRM) Technique permettant d'obtenir des images précises des organes et des tissus mous dans le but de déterminer la position exacte des lésions. Cet examen se fait par l'utilisation d'un champ magnétique. 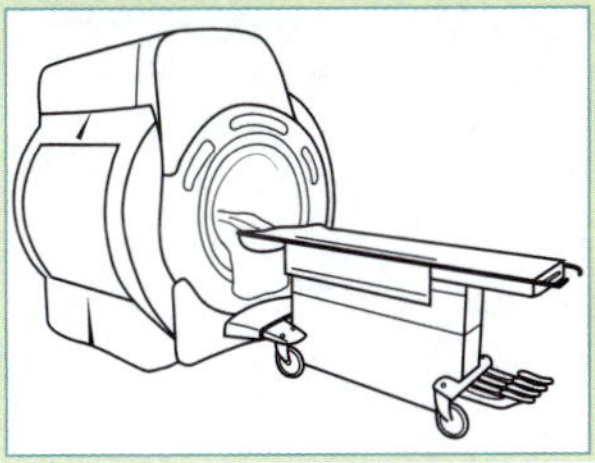	**Avant** • Expliquer l'examen au patient : examen indolore, immobilité totale, durée : 15 à 40 min, bruit désagréable de l'aimant, sensation de claustrophobie possible, retirer tout objet métallique • Le patient doit signaler le port d'une valve, d'une pile cardiaque, d'une prothèse ou d'implant à jeun 4 h avant si injection prévue **Pendant** L'opérateur parle au patient par l'interphone

Types d'imagerie et définitions	Synthèse des recommandations faites au patient
Scintigraphie Elle consiste à injecter par voie sanguine un produit repérable car radioactif (isotope) qui va se fixer de façon passagère sur certains tissus ou organes. Cela permet des calculs de débits circulatoires, une appréciation des capacités de ventilation et de diffusion des gaz respiratoires pour obtenir des images. 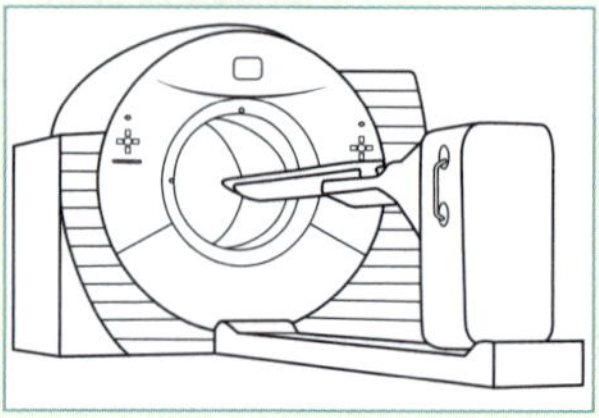	**Avant** • Pose d'une voie veineuse périphérique selon prescription médicale • Faire boire le patient pour limiter l'irradiation de la vessie. Cependant, il devra uriner avant l'examen pour ne pas encombrer l'image **Pendant** Plusieurs clichés seront pris à des temps différents (avant, pendant, après l'injection intraveineuse de l'isotope) **Après** • Le produit radioactif sera éliminé naturellement après l'examen • Éviter tout contact rapproché avec les enfants et les femmes enceintes • Boire beaucoup • Mettre des gants pour manipuler les urines
Échographie Exploration d'un organe ou d'une région du corps au moyen d'ultrasons. 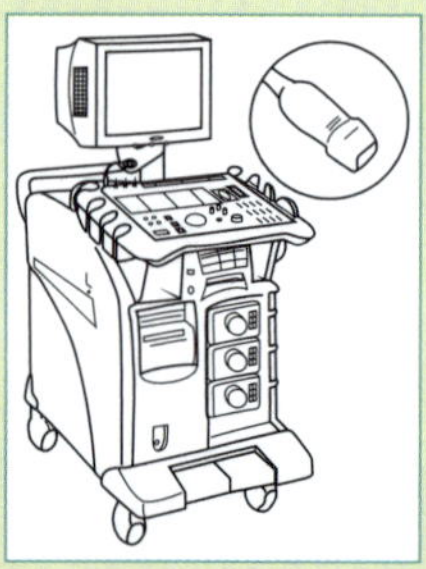	**Avant** • Rapide, simple, indolore • Être à jeun depuis 3 h uniquement dans le cas de l'échographie abdominale • Avoir la vessie pleine dans le cas de l'échographie pelvienne **Pendant** Dans le cas d'une échographie vaginale, une sonde peut être introduite dans le vagin ou dans le rectum **Après** • Essuyer le gel qui aura été appliqué • Vider la vessie après l'échographie pelvienne

Types d'imagerie et définitions	Synthèse des recommandations faites au patient
Fibroscopie Technique d'endoscopie qui, grâce à ses rayons lumineux et une caméra, permet l'observation de certains organes. Il permet d'examiner l'œsophage, l'estomac la trachée, et les bronches. 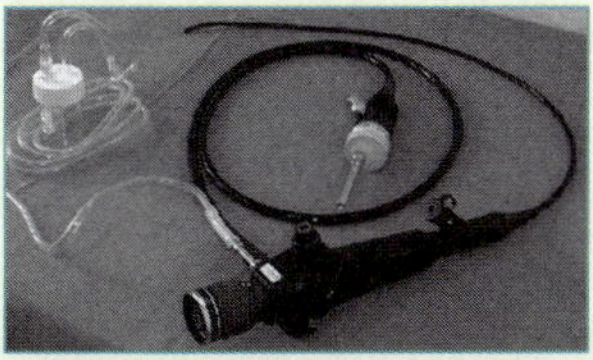	**Avant** • Expliquer le déroulement du soin au patient • Enlever les prothèses dentaires • Demander si allergie à l'anesthésie, durée de l'examen 5 à 15 min • À jeun depuis 4 h **Pendant** Surveiller le patient => constantes, faciès : cyanose **Après** • À jeun pendant 3 h • Possibilité de fièvre et de crachats à surveiller • Surveiller la respiration • Surveiller le réflexe de déglutition • Attention au risque hémorragique
Coloscopie Examen qui permet d'explorer à l'aide d'une caméra la partie du côlon, du rectum et de l'intestin grêle. 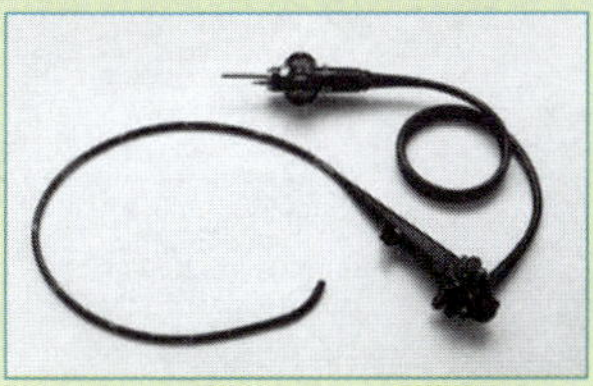	**Avant** • Expliquer au patient l'examen • Consultation anesthésique • Bilan préopératoire • Régime alimentaire sans fibre ni résidu, purge à boire la veille • À jeun 6 h avant • Enlever les prothèses • Douche antiseptique **Pendant** Surveiller les constantes **Après** • Surveiller les constantes, les signes hémorragiques • À jeun 3 h après pour les boissons et 4 h après pour l'alimentation après examen si anesthésie générale, surveiller la reprise du transit et les gaz.

Notes

Index

Dépôt légal : janvier 2018 – n° éditeur : 2017_1601
Achevé d'imprimer en décembre 2017 par l'imprimerie Bietlot en Belgique

IMPRIM'VERT®

MIXTE
Papier issu de sources responsables
FSC® C021611